[英国]玛丽·简·塔基　简·斯科特 著　杨娟 译　成题 校

抑郁症

牛津通识读本·

Depression

A Very Short Introduction

译林出版社

图书在版编目（CIP）数据

抑郁症 /（英）玛丽·简·塔基（Mary Jane Tacchi），（英）简·斯科特（Jan Scott）著；杨娟译. —南京：译林出版社，2021.4（2023.9重印）
（牛津通识读本）
书名原文：Depression: A Very Short Introduction
ISBN 978-7-5447-8560-0

Ⅰ.①抑… Ⅱ.①玛… ②简… ③杨… Ⅲ.①抑郁症 Ⅳ.①R749.4

中国版本图书馆 CIP 数据核字（2021）第 035744 号

著作权合同登记号 图字：10-2018-429 号

抑郁症 ［英国］玛丽·简·塔基 简·斯科特／著 杨 娟／译 成 颢／校

责任编辑 许 丹
装帧设计 景秋萍
校 对 戴小娥
责任印制 董 虎

原文出版 Oxford University Press, 2017
出版发行 译林出版社
地 址 南京市湖南路 1 号 A 楼
邮 箱 yilin@yilin.com
网 址 www.yilin.com
市场热线 025-86633278
排 版 南京展望文化发展有限公司
印 刷 江苏扬中印刷有限公司
开 本 890 毫米 ×1260 毫米 1/32
印 张 8.875
插 页 4
版 次 2021 年 4 月第 1 版
印 次 2023 年 9 月第 4 次印刷
书 号 ISBN 978-7-5447-8560-0
定 价 39.00 元

序　言

陆　林

请想象有一只黑狗，紧随在你的身边。任何人看到都以为它是一只再寻常不过的动物，然而只有你知道这只黑狗的不寻常之处——它以摄取你的所有情绪为食。它时刻跟在你的身边，你所有想要向他人宣泄的情绪都会进入它的身体，找不到发泄的出口，而它在吞食你的情绪之后长得越来越高、越来越大。你不知道它是从什么时候开始跟着你的，你只知道自从发现它在你身边之后，你周围的一切好像都变得暗淡无光、模糊不清。你感到身边的亲人、朋友不再像以前那样能走入你的内心，他们所有的关心对你来说无关痛痒；你感到无助、闷闷不乐，对任何事情、任何人都没有任何兴趣。你发觉到了自己的不正常却又不知问题在哪，也不知如何改变。你不敢也不愿跟身边的人说，怕被人说是矫情。你责怪自己为什么无法控制自己的情绪，对身边关心自己的人感到愧疚。你的整个世界都充满了那只黑狗的身影，它已经长得太高太大以至于你被压得喘不过气。你的睡眠不再规律，时而辗转反侧、彻夜难眠，时而昏昏沉沉、久睡不醒。你悲痛欲绝，甚至于想要结束自己的生命。

抑郁症就是这样的一只黑狗，纠缠着很多人使他们无法轻易摆脱。它看似很常见，却是仅次于癌症的人类第二大杀手。根据世界卫生组织的估算，全球有超过3亿抑郁症患者，而根据2019年我国精神疾病的流行病学调查研究的结果，抑郁症的终身患病率高达6.9%。全球每年自杀死亡人数估计高达100万人，抑郁症是导致自杀的最重要原因之一。这些调查结果对很多人来说只是一个数字，然而对抑郁症患者来说却是犹如噩梦一样的存在。

抑郁症最常见的表现就是心情低落、快感缺失，严重的甚至想要伤害自己、自杀。抑郁症患者的痛苦不仅源于疾病本身，更源于人们对抑郁症的误解和偏见。许多人认为，患有抑郁症不过是一个人意志不坚定、能力不足的借口，内心强大的人是不会患有抑郁症的。更可怕的是，很多抑郁症患者自己也是这么认为的，他们因此产生深深的自责和内疚，以及强烈的病耻感，从而加重了病情。比如，患者感到情绪低落，对任何事情提不起兴趣，就误认为是他/她最近受了什么刺激或者工作压力太大所导致的，休息一下就好了；有的患者总是睡不醒、不愿意出门活动，也很容易被人误认为是懒惰、内向；还有一些患者常常感到悲观、空虚、无缘无故地泪流不止，也会被人当作矫情或是“玻璃心”。更为可悲的是一些患者身处这样的环境下，不愿意将病情和感受告诉别人或就医，因此耽误了病情的控制，直到悲剧发生。正因为有这种错误的认知和对抑郁症的片面理解，我国目前仅有20%～30%的抑郁症患者能得到及时的诊断和治疗。

抑郁症跟其他的疾病不一样，不会让人们发烧，或者打喷噬，但它给人们带来很大的痛苦，让人们忘记了怎么享受生活，忘记了快乐。但是，抑郁症就像心灵上的一场感冒，和其他疾病一样，是可以治愈的！前提是抑郁症患者需要正视自己的疾病，积极寻求专业人士的帮助，全程配合医生的诊疗，而不是把自己困在只有自己和黑狗的孤岛上。抑郁症患者值得被社会所接纳和理解！前提是大众对抑郁症的理解和认知不仅仅来自口口相传的只言片语，还有全面科学的了解窗口。因此，本书应运而生。

作者为我们系统介绍了抑郁症在人类社会中的演变历史，可能导致抑郁症的生物、心理、社会原因，容易罹患抑郁症的人群特点，以及抑郁症诊疗手段的发展与未来等内容。本书并不全然是一本患者指南，但作者在书中对抑郁症进行了极为客观的呈现，尽其所能用通俗易懂而简洁的语言展现出抑郁症研究和诊疗的前世今生。相信每一位读者都会通过此书对抑郁症及其患者群体产生更为深刻的理解，从而对抑郁症患者有更多的包容，形成一个理解、尊重、关爱、陪伴、支持的氛围，帮助身边的每一位患者得到有效的康复。最后，祝愿所有被黑狗纠缠的抑郁症患者能早日摆脱它，看到除却阴霾的明日阳光！

献给琼和多萝西——我们伟大的母亲

目　录

前　言

在发达国家，抑郁症是最为常见的精神障碍。抑郁症对工作年龄的成年人所造成的影响尤为严重，因此，抑郁症所导致的后果并不仅限于个人所体验到的临床症状和日常功能的损伤，还会涉及更为广泛的经济和社会成本。然而，尽管有证据表明抑郁症对个体和社会均产生了切实的影响，关于抑郁症的整个主题却陷入了争议之中。这是因为，对不同的人而言，“抑郁”这个概念有着不同的含义。许多人承认抑郁状态是真实存在的，却很难区分抑郁究竟是一种情感或情绪状态（如沮丧或悲伤），或是个体（悲观）人格的组成部分，还是一种精神障碍（悲伤，并伴有睡眠、注意力、食欲和精力紊乱等症状）。有些人接受“临床抑郁症”这个概念，但将其视为心智的问题。所谓“心智”，指的是人类个体所具有的某种要素，使我们得以意识到这个世界以及我们的经历，让我们能够思考和感受。专注于探究心智的人，往往拒绝承认抑郁症具有生物学方面的原因。另一些人则仍将抑郁症视为个体对其生活环境所做出的合理反应，因此，他们认为，应当允许人们自然地痊愈，或者只应通过心理和社会层面的干预来开展治疗工作。还有一些观察人员认为，抑郁症是现代社会的产物，应将其归咎于“医疗化”的兴起。他们认为，那些推动治疗的人，尤其是推动使用抗抑郁药的人，往往与某些派别或组织（比如制药业）达成了某种程度的共谋。

为了理解这些大相径庭的观点，我们决定通过本书来讨论抑郁症相关概念及其治疗的演变过程，并对某些争议以及未来的研究方向进行一些探究。在开始的部分，我们会提供一些自己的研究，这有助于读者了解我们采取的研究路径。例如，“抑郁症”（depression）这个词来自拉丁语*de*（“自……向下”）和*premere*（“按压”），所以*deprimere*可被翻译为“向下按压”。了解这一点是颇有用处的。在19世纪和20世纪，这个词得到了广泛的接受，并且愈加频繁地用于描述那些在社区接受治疗的个体所体验到的精神状况。然而，在“抑郁症”这个词得以普遍使用之前，人们其实已经在使用“忧郁症”（melancholia）这个词了。严格来讲，忧郁症指的是一种精神状态，其特征是更为严重的抑郁，并且伴有躯体症状，有时还伴有幻觉和妄想。在19世纪，“忧郁症”这个词的使用其实受到了更多的限制，主要用于描述那些严重的抑郁症患者，他们常常需要在旧时的收容所接受治疗。

我们之所以采用这种发展性的描述方式，是想要帮助读者理解，关于抑郁症的不同观点影响了抑郁症的病因理论及其相对应的治疗手段的特点。同时，我们还想提醒诸位读者注意，埃米尔·克雷珀林和西格蒙德·弗洛伊德等所谓的现代精神病学之父是如何理解抑郁症的，他们的观点当然极具影响力，但同时也是富有争议的。

目前，国际上已经发展出精神障碍的分类方法，我们希望自己所采取的方法能够使读者了解到这个过程的来龙去脉。通过 ii
这些背景信息，我们试图尽力区分临床抑郁症、人类正常的悲伤体验以及其他严重的精神障碍，比如躁郁症（又称双相情感障碍）或精神分裂症（又称精神病）。还需强调的是，出于诊断目的而划定界限，发展出疾病的类别，这种方法在一般的医学领域已经得到广泛的认可，但在精神病学领域屡遭批判。对于这种双重标准的存在，我们探讨了一些原因，又转而探讨抑郁症的病因理论，以及忧郁症的传统疗法如何演变成为针对抑郁症和躁郁症的现代疗法。

关于何种治疗可能对抑郁症有效，当前还存在着一些争议，本书其他的章节对此进行了讨论，并对未来的研究方向做了一些思考。最后，我们从全球负担和经济的角度考察了抑郁症在社会中的影响，并探究了污名化以及经历过情绪障碍的个体是否比其他社会成员更可能具有创造力等问题。

我们想要特别说明的是，将全球最为常见的精神健康问题所涉及的信息浓缩成三万五千字[①]真的是一个巨大的挑战。因此，本书挑选了一些我们认为有趣或是具有挑战性的话题（抑郁症真的存在吗？），一些不容忽视的议题（如何防止自杀？），以及其他一些我们认为在未来将会得到更多讨论的主题（心理治疗能改变大脑功能吗？）。仅仅用数千字的篇幅来阐述其中一些主题会非常困难。同时，我们也排除了一些你或许想要了解

① 此处指英文字数。——编注

更多的议题。或许，这些内容很多其实我们都曾经考虑过，甚至写入了早期的草稿。如果那些议题对你来说特别重要，但最终
iii 遭到删减，我们只能对此表示诚挚的歉意。

如果你正在考虑购买本书，那么，我们也应该清楚地说明本书所没有包含的内容。我们所写的并非一本患者指南——你不太可能通过阅读本书来判断自己是否患有抑郁症或某种类型的情绪障碍。如果你目前正在经历或者曾经有过抑郁发作，本书不太可能帮助你确定你的经历到底是由大脑之中的化学物质失衡引起的，还是由生活事件或其他因素的组合所引发的。这并非我们写作本书的目的。本书也不是一本治疗手册，我们并不会去讨论哪种治疗方法最适合哪种人。更重要的是，本书不是一本自助书，我们不会描述处理抑郁症状的种种技术。最后，本书也无法替代教科书，我们没有试图涵盖所有的理论、所有可用的治疗方法以及抑郁症的方方面面。事实上，正如书名所示，这是一个非常（非常）简短的介绍，以及对一个复杂且极具挑战性
iv 的话题所进行的选择性评述。

第一章

忧郁症简史

在古代，对于以沮丧（despondency）为主要特征的情绪障碍，人们通常用“忧郁症”（melancholia）而不是“抑郁症”（depression）来进行描述。melancholia这个词可能起源于古希腊和美索不达米亚文明。从古代一直到19世纪前后，某些针对忧郁症的描述及其成因的理论一直处于主导地位，因此，我们首先会对这一部分进行重点阐述。如果你想要了解更多的细节，可以参考一些相关的经典教科书，如斯坦利·杰克逊的《忧郁症与抑郁症》，或者杰曼·贝里奥斯的《精神症状史》之中相关的章节。

从黑胆汁到斯多葛派的哲学家

希波克拉底可能是第一个将忧郁症描述为一种具体疾病的人。他是古希腊时期的一位医生，生活在公元前4世纪，常被称为“医学之父”。希波克拉底认为，忧郁症的主要特征是沮丧、厌食、失眠、易怒和不安。他用体液说解释了这种状态的发展，该理论认为，忧郁症是一种由生理原因引起的疾病。在更为原始的理论中，人们将忧郁症归因于超自然的力量，而希波克拉底的观点则将体液说与这些原始的理论明显地区分了开来。尽管很多学者都是体液说的拥护者，但引入黑胆汁这个概念被认为
1 主要是希波克拉底的功劳。

在《人的本性》一书中，希波克拉底描述了人体的四种体液：黑胆汁、黄胆汁、黏液和血液。当所有的体液都处于平衡状态时，人就是健康的，不平衡则会导致疾病。他认为，体液与气、水、土和火这四种元素有关（见图1）。忧郁症被认为是黑胆汁过多造成的，而这与秋天、寒冷和干燥有关。希波克拉底还识别

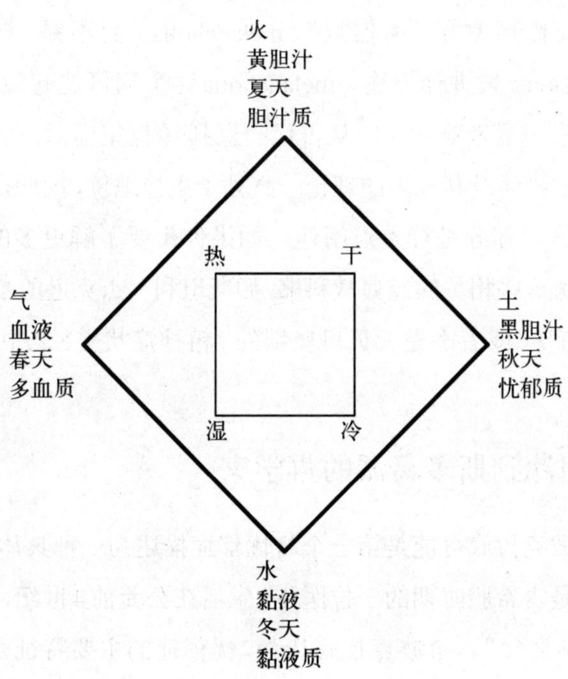

图1　体液及其关系图

出一种类似于躁狂的症状，这种症状被描述为阶段性的极度兴奋和过度活跃。他认为，这种情况与夏天过多的黄胆汁以及温暖干燥的空气有关。因此，他提出，治疗的目标应当是恢复体液的平衡，而净化和放血可以达到这一目标。 2

公元前3世纪，在古希腊哲学家亚里士多德和他的追随者所著的《问题集》之中，希波克拉底所表达的这些思想又得到了进一步的发展。他们认为，胆汁的温度是最为重要的影响因素，如果温度过低，就会引起“毫无缘由的沮丧”。亚里士多德认为，不太严重的胆汁失衡会导致忧郁气质，而不是忧郁症。在这里，他将人格与精神障碍描述为一个连续体的两端，这是自柏拉图关于普遍性的著作以来为数不多的一次尝试。此外，亚里士多德首次提出，忧郁气质可能与创造力以及智力相关，他认为，这种气质经常出现在哲学家、政治家、艺术家和作家身上。

公元1世纪，忧郁症的理论和治疗得到了进一步的发展。例如，以弗所的索兰纳斯认为，躁狂症和忧郁症是与理智丧失有关的慢性疾病，他是最早认识到这一点的医生之一。此外，索兰纳斯还提出，改善身体健康的治疗方法同样可以改善心理健康，而心理干预可能对患者有益，比如，可以用滴水声诱导患者入睡。

大约在同一时期，以弗所的鲁弗斯也对忧郁症做出了描述，他的观点影响了之后的好几个世纪。他认为忧郁者是悲伤、阴郁、恐惧和充满怀疑的人，在忧郁的时期，他们的外表也会发生变化。鲁弗斯提出，忧郁症可能存在先天和后天两种不同的类型。这是有史以来第一次有学者认为忧郁症可能存在着多种病因，它可能是许多不同的过程所造成的最终结果。根据历史记载，鲁弗斯的名字还与“圣药”——一种据说可以预防忧郁症的草药混合物——联系在一起。

帕加马的伽林（公元1—2世纪）是古希腊最负盛名的医
3 生之一。他是罗马皇帝马可·奥勒留的医生，对罗马医学有着重要的影响。在他出现之前，罗马社会一直认为忧郁症乃来自诸神的惩罚。在《论身体各部分的功能》一书中，伽林详细阐述了不同的体液异常如何导致了不同的忧郁症亚型，以及不同的性格类型与体液之间的关系，比如多血质、胆汁质、忧郁质和黏液质等。也就是说，个体的某种人格类型或气质，可能与其发展出某种精神状态是相互关联的，伽林的这个观点可能是最早的相关论述之一。根据他的观点，如果一个人的忧郁症源于某种脑部疾病的亚型，那么，其相应的治疗方法应该是放血；但如果是源于其他不同的病因（如来源于血液或胃），则应水浴、休息和均衡饮食。和鲁弗斯一样，伽林发明了一种名为底野迦（theriac，这个词有时候会被翻译为解毒剂）的药物。

在接下来的几个世纪里，许多文化都普遍接受体液失衡是导致忧郁症的原因。例如，阿拉伯医生阿维森纳（Avicenna是他名字的拉丁语写法，他的伊斯兰名为Abu Ali al Husain ibn Abd）在他具有深远影响的巨著《医典》中提到了忧郁症和四种体液。在这本书中，他提出身体和灵魂都会受到忧郁症的影响，并提倡使用劝导性的谈话作为治疗方法。有人认为，这可能是认知行为疗法的先驱。

在这个时期，关于忧郁症的性质以及如何开展治疗的观点也有了进一步的发展。例如，卡帕多西亚的阿雷提乌斯强调了忧郁症发作的周期性，并指出它可能与躁狂有关。其他人也有类似的观察，比如特拉雷斯的亚历山大（525—605），但阿雷提

乌斯被认为是“躁狂症医生”，他将躁狂描述为一种以愤怒、兴奋和快活为主要特征的状态。阿雷提乌斯提出，某些忧郁症可 4
能由丧亲等外部事件所引发，而爱（他称之为“医生之爱”）有助于缓解忧郁症的症状。此外，食用黑莓和韭菜以及谈论症状等方法也有同样的疗效。

这个时期，医学和哲学各行其道，彼此之间的交流是非常有限的。医生们的著作大多关注的是忧郁症，而当时的哲学家们则记录了他们对人类情感的观察，包括沮丧和悲伤等。例如，公元1世纪的斯多葛派哲学家爱比克泰德曾写道：“人们不为事物所扰，而是为他们对事物的看法所扰。”在现代精神病学中，斯多葛学派的思想常常被应激-易感模型的论述所引用。这是因为，他们的观点为我们提供了一个潜在的简单洞见：为什么同样的人生经历（比如亲友的逝世或关系的破裂）可能会在某人身上引发抑郁症的症状，而在另外一个人身上却没有造成同样的影响。

中世纪

公元500年以前，人们认为，精神疾病与生理疾病有着相似的病因，它们都应当由医生来实施治疗；但在公元500年之后，这些观点发生了明显的转变，人们重新开始相信，精神疾病是不道德、罪恶和邪恶的标志。这个时期，基督教主导了社会的秩序。对科学的反对，对忧郁症病因的解释所发生的变化，以及如何采取适当的干预等，这些方面无一不显露出宗教教义的痕迹。并且，这种干预越来越成为神职人员而不是临床医生的责任。

关于这些观点，珍妮弗·拉登在她的著作《忧郁的本质》中记载了许多经典的叙述，例如宾根的希尔德加德（1098—1179）身上发生的故事。希尔德加德是德国的一位修女，曾撰写过《整体治疗之书》，该书借鉴了忧郁症的体液学说，却提出黑胆汁的形成是由于原罪的存在。当时，其他一些具有影响力的人士也报告了类似的观点，他们认为，任何以理智丧失为特征的精神状态都是遭到上帝惩罚的证据。就这样，人们开始认为忧郁症是对基督教的信仰和道德所发起的挑战。忧郁症患者不可避免地遭到了妖魔化，并且，许多患者都像女巫一样在火刑柱上被焚烧致死。1486年，一位著名的天主教会调查员海因里希·克雷默为教皇英诺森八世撰写了一本关于猎杀女巫的手册，书名叫作《女巫之锤》（见图2）。令人称奇的是，在接下来的两百年间，这本书被修订并重印了16次以上，它在整个欧洲的影响力一直持续到了文艺复兴初期。

值得注意的是，一些欧洲群体并不认为精神疾病是由恶灵或恶魔附身所导致的。例如，出生于木星时段的人①认为，忧郁症是由天体运行所引起的，那些最富才华和最具创造力的社会成员尤其会受到这种影响，所以，忧郁症是一种令人钦羡的体验。马尔西利奥·费奇诺（1433—1499）通常被视为出生于木星时段的人的先导。他出生于意大利，接受过哲学和医学方面的训练，而且自己也经历过忧郁症发作。费奇诺提倡运动、替代饮食和音乐等治疗方法。他认为星象支配着性格，还支持亚里士多德的观点，即忧郁症与智力有联系，而智力又与土星有关。

① 原文为Saturnists，意为受木星影响的人，这样的人通常有着沉闷、阴郁、严肃的性格和气质。——编注

MALLEVS
MALEFICARVM,
MALEFICAS ET EARVM
hæresim frameâ conterens,
EX VARIIS AVCTORIBVS COMPILATVS,
& in quatuor Tomos iustè distributus,

QVORVM DVO PRIORES VANAS DÆMONVM versutias, præstigiosas eorum delusiones, superstitiosas Strigimagarum cæremonias, horrendos etiam cum illis congressus; exactam denique tam pestiferæ sectæ disquisitionem, & punitionem complectuntur. Tertius praxim Exorcistarum ad Dæmonum, & Strigimagarum maleficia de Christi fidelibus pellenda; Quartus verò Artem Doctrinalem, Benedictionalem, & Exorcismalem continent.

TOMVS PRIMVS.
Indices Auctorum, capitum, rerúmque non desunt.

Editio nouissima, infinitis penè mendis expurgata; cuique accessit Fuga Dæmonum & Complementum artis exorcisticæ.

Vir siue mulier, in quibus Pythonicus, vel diuinationis fuerit spiritus, morte moriatur. Leuitici cap. 10.

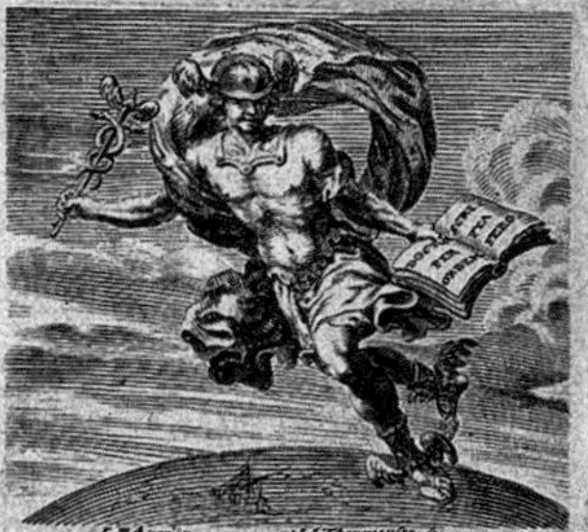

LVGDVNI,
Sumptibus CLAVDII BOVRGEAT, sub signo Mercurij Galli.

M. DC. LXIX.
CVM PRIVILEGIO REGIS.

图2 《女巫之锤》的封面

中世纪的相关历史记载主要集中于社会各阶层和小群体对
忧郁症患者的消极和敌对反应。然而，值得强调的是，这些态度
并非普遍存在于所有文化之中。源自欧洲（以及之后的新大陆）
的文学作品所着重表达的观点，通常无法囊括其他文化和宗教
6 的观念（见专栏1）。我们无法逐一探究这些观点和态度，只能
提供一个简要的概述，以提高对这些文化差异的认识。

专栏1　忧郁症相关观念的文化差异

伊斯兰教：先知穆罕默德的教诲指出，精神疾病患者是他们的真主所珍视的人，他们应该受到人道的待遇和社会的照顾。他们认为，忧郁症等疾病是超自然干预的标志，因此，为个体提供平静和安宁的环境是非常重要的。这些观点也许可以解释，为什么可能是在这种文化里率先发展出了精神病院。

阿育吠陀：罗摩衍那和摩诃婆罗多的古代印度教经文包含了对抑郁症的描述。阿育吠陀是一种印度医学体系，首次出现在公元1世纪和2世纪。阿育吠陀提到了三种体液（梵文称为doshas），即瓦塔、皮塔和卡帕。如果这三种体液相对发生了紊乱，就会导致疾病的产生（类似于体液说）。从古至今，印度医学体系都是根据哪种体液占据主导地位来对抑郁症进行分类的。瓦塔抑郁症的特点是焦虑、内疚和失眠，它可能源自令人苦恼的经历。皮塔抑郁症表现为烦躁、低自尊和自杀倾向，它可能与过度劳累和缺乏日晒有关。卡帕抑郁症则表现为过度睡眠、暴饮暴食和精力

不足，它可能是由于缺乏刺激而引发的。

犹太教：古犹太教认为精神疾病是恶魔附体的表现，是因为未能维护传统而遭到了上帝的惩罚。那些受到精神疾病折磨的个体基本上都得到了很好的对待，但是法律减少了他们在社会之中所承担的责任。

传统中医：在传统的中医看来，抑郁症是由内脏和连接内脏的经络发生了阻塞而引发的，这种阻塞抑制了那些本应流向各个器官的“气”（代表着能量），最终导致了郁结。中医建议的治疗方法包括针灸、运动和“安神药”——这是一种特殊的中草药混合物，与底野迦（一种古老的药物）有一些相似之处。 8

从启蒙时代到现代精神病学的诞生

从16世纪开始，一些关于忧郁症的全新观点开始出现。琼·路易斯·维韦斯（1492—1540）认为，患有精神疾病的个体应当得到尊重和治疗，而不是遭受社会的诋毁。约翰·魏尔（1515—1588）也指出，个体不应当因为其“失调的想象力”而受到惩罚或责备。他还强调，在患者和医生之间建立一种治疗关系是非常重要的；他的这个想法一直保留至今。

在文艺复兴时期，最著名的一本书也许就是《忧郁的解剖》，它完整的书名是《忧郁的解剖——忧郁是什么：所有的类型、病因、症状、预后以及多种疗法；三种分类以及它们的切面、切面主题和细切面；哲学、医学和历史学层面的解与剖》。这本书由牛津大学的学者罗伯特·伯顿撰写，并于1621年首次出版。它有点儿古怪（它的内容是以想象中的希腊哲学家小德谟克利特的声音来呈现的），但详细地描述了忧郁症的方方面面。虽然伯顿的这部作品经常被视为医学著作，但它实际上是从哲学、心理学、生理学、鬼神学、宇宙学以及气象学等方面，对关于忧郁症的不同观点进行了回顾性的概述。尽管存在不少瑕疵，这本书仍然是引用最广泛的对不同类型忧郁的历史记录，包括生理和心理病因以及各种可能的治疗方法（祈祷、健康生活、娱乐、与朋友交谈以及诸如催泻之类的古老疗法等等）。有趣的是，伯顿还是最早提到圣约翰草（“如果可以在木星出现的某个星期五晚上
9 采集到的话”）可以用于治疗忧郁症的学者之一，它被认为是治疗抑郁症的一种现代自然疗法。

在17世纪，另一位伟大的记录者是来自英国的理查德·纳皮尔，他是医生，也是牧师。他对2 000多名精神疾病患者进行观察并记录了结果。他认为，在这些患者之中，20%的人都患有某种形式的忧郁症。纳皮尔持有这样一个观点，即“忧郁症”这一术语应该留给上流阶层的人士使用，而那些具有相似临床问题的穷人患者则被他描述为“丧气”——这是一种带有贬低和侮辱性质的诊断。当时存在着一种假设，即真正的忧郁症与道德优越性和高超的智力相关。纳皮尔根据社会阶层对这种疾病进行诊断分类，说明他也受到了这种假设的影响。事实上，在这个时代，忧郁症成了某些人眼中大受欢迎的气质或诊断结果。

托马斯·威利斯（1621—1675）是这个时代另外一位重要的人物，他之所以被人们铭记，是因为他是第一批采用化学理论（而非体液说）来解释忧郁症病因的人之一。他认为，天气、思虑

过多以及运动不足会导致体内出现化学失调，所以，他提倡人们在含铁的温泉中进行水疗以治疗忧郁症。化学理论的兴起标志着体液说的消亡。然而，关于人体的研究发展迅速，人们对人体的循环系统有了新的认识，比如英国医生威廉·哈维的发现，这意味着化学理论很快就被所谓身体和精神疾病的机械理论所超越了。

忧郁症的机械理论认为，当体内血液、淋巴和血气的流动减慢或停滞时，就会发展出忧郁症。弗里德里希·赫夫曼（1660—1742）认为，忧郁症是不同类型的体液失衡所造成的；而荷兰医生赫尔曼·布尔哈弗（1668—1738）等人则认为原因在于“油性和脂肪性的物质”使血液变得过于浓稠了。相比之下，威廉·库伦（1710—1790）则更关注神经系统，他提出，当神经液的流动受到干扰，神经系统的兴奋程度降低，就会导致忧郁症。

在这些忧郁症的病因理论发展的同时，许多临床医生又有了新的观察。他们发现，忧郁症是一个倾向于反复发作的问题，并且可能与躁狂症有关。例如，一位名叫安德烈·皮奎尔-阿拉法特的西班牙医生将西班牙国王斐迪南六世诊断为“情感忧郁躁狂症”[①]患者。有趣的是，他的贡献经常遭到忽视。1854年，仅仅在数周之内，就有两位法国精神病学家描述了一种类似的障碍（但他们都比皮奎尔-阿拉法特晚了100年）。朱尔·巴亚尔热称其为“双重形式的疯狂”[②]，而让·皮埃尔·法尔雷特则将其称为“循环疯狂”[③]，并写道，“连续发作的躁狂和忧郁表明

① 此处原文为西班牙语：affectivo melancholico maniaca。——译注（下同）
② 此处原文为法语：la folie a double form。
③ 此处原文为法语：la folie circulaire。

这种疾病具有连续性，几乎表现出了某种形式的规律”。

到了18世纪，观察与治疗患者的方式也迎来了某种改变。菲利普·皮内尔是当时最著名的改革者之一，他是一位来自法国的精神病学家，受过文学、宗教、数学和医学等方面的训练。在他所著的《关于精神错乱的医学与哲学论集》中，他将精神障碍分为躁狂症、忧郁症、痴呆以及智力障碍。皮内尔认识到，躁狂（通常表现为极度的自大和拥有无穷力量的自命不凡）和忧郁（通常表现为精神抑郁、忧虑以及彻底的绝望）是同一种障碍的不同表现。在随后的一个世纪里，这个观点得到了埃斯基罗尔等人的支持。关于这些障碍潜在的病因，皮内尔也对之后的讨论做出了重要的贡献。例如，他认为，家庭变故、婚姻受阻和
11 野心落空都有可能导致忧郁。他还观察到，个体的性格与其自身经受的压力的意义共同导致了忧郁症的出现；这些观点与斯多葛派哲学家的思想遥相呼应。

本杰明·拉什（1745—1813）常常被认为是美国精神病学之父。他在费城行医，并针对忧郁症自己发展出一套相当复杂的理论。他用“悲伤躁狂”（tristimania）这个术语来表示某种不太严重的疾病，而用“欣快躁狂”（amenomania）这个术语来表示更为严重的疾病。拉什提出，大脑血管中的某种反应（他称为“病态兴奋”的痉挛性运动）引发了这些症状，他认为，让患者快速旋转可以减轻由此引发的炎症，因此设计了一种可以使人镇静的椅子。虽然这种特殊的治疗既令人不快，也无甚疗效，但拉什仍然是一位备受尊敬的临床医生，还是一位有声望的社会活动家，倡导为穷人提供免费的治疗。

18世纪末至19世纪初，关于忧郁症的病因究竟源自生理还

是心理存在着长期的争论。心理模型仍然保留着宗教或道德的色彩。例如，德国心理学派（字面意思是以心理为导向的学派）的成员约翰·克里斯蒂安·海因洛特（1773—1843）认为，患者的罪行是他们罹患精神疾病的根源。相比之下，威廉·格赖辛格（1817—1868）则认为，“精神疾病是大脑的躯体疾病”。他认为，每种精神障碍都代表了某一脑部疾病的某个发展阶段，这个概念被他称为“单一精神病”（“Einheitspsychose”）。1845年，他的《神经疾病的病理学和治疗》问世，他在书中强调，精神病学是一门医学科学专业。在德国乃至德国以外的地区，格赖辛格对精神病和精神病学的看法产生了极大的影响，并引发了一场持续至今的争论。

在本章的最后，我们将提到一个人物，他的名字得以流传至今，是因为一座著名的精神病院——莫兹利医院（这座医院正是以他的名字命名的）。这个人就是亨利·莫兹利（1835—
1918）。他认为，精神病可以分为情感和观念两种类型。这是一 12
个非常重要的想法，因为它已经开始区分情绪紊乱相关的障碍与以妄想（精神紊乱）为特征的精神障碍。他还认为精神障碍有着躯体层面的原因。在很多方面，莫兹利在古代和现代之间架起了一座桥梁。在他从事精神病学研究的时候，“抑郁症”这个词出现得越来越频繁，而“忧郁症”这个词则更多用于描述最为严重的抑郁症。一个新的时代拉开了序幕，其中关于忧郁症的医学理论，与哲学家、心理学家以及弗洛伊德等关于悲伤和沮
丧的思想，开始了整合之路。 13

第二章

现代：抑郁症的诊断与分类

早期对忧郁症（最为严重的抑郁症）的观察表明，忧郁症可能具有生理或心理两个层面的根源，同一个人可能会在不同的时间出现抑郁症或躁狂症。在过去的数个世纪里，关于抑郁症根本原因的理论发生了巨大的变化。尽管如此，人们对抑郁症核心症状（悲伤和沮丧情绪，并伴有睡眠问题和躯体不适）的描述却存在着显著的一致性。然而，在18世纪和19世纪，精神疾病仍然是一个宽泛的概念，“疯狂”的表现常常导致人们被送进精神病院，但对精神疾病的区分或分类也只是做了初步的尝试。

到了20世纪，这一现象出现了巨大的变化。人们已经认识到，严重的精神疾病（已更多被称为精神病）并非都是同一种类型的疾病，所谓的“理性丧失”也可能表现为不同的形式。此外，医生们还描述了一种不太严重但会让患者失去社会功能的精神障碍形式（有时被称为神经症），并且开始为这些患者提供私人的门诊治疗。为了更为深入地了解这些发展过程，以及它们对当代有关抑郁症的观念造成了何种影响，我们简要回顾一

下埃米尔·克雷珀林和西格蒙德·弗洛伊德所做出的贡献。在 14
过去的一个世纪里，他们所表达的思想曾风行一时，后来又逐渐衰落。之所以论及这些阐述，是因为：无论当代的专家、临床医生或本书的读者是否赞同克雷珀林或弗洛伊德所提出的观点，他们的理论显然已经深深地影响了我们当前对抑郁症及其治疗的理解。

克雷珀林与精神病的分类

埃米尔·克雷珀林曾经是且现在仍然是精神病学界最有影响力的人物之一。1856年，他出生于德国北部的新施特雷利茨。取得医学资格之后，他在慕尼黑接受了精神病学训练，在那里，他受训的重点是通过研究大脑找到精神疾病的生理原因。克雷珀林对其他的一些研究方法和模型也很感兴趣，他还曾经与著名的心理学家威廉·冯特一起在莱比锡大学工作过一段时间。克雷珀林先是成为临床精神病医师，之后又成为教授，搬到了海德堡，并在那里开始了他著名的工作——对精神病院的患者开展细致的研究。他用卡片不停地记录着每个病人的情况，标注他们的症状、病程和治疗结果，然后编写了一套教科书（名为《精神病学》）。在这些书中，他描述了自己对临床病例的观察，以及逐渐产生的如何对精神疾病进行分类的想法。克雷珀林强调，精神疾病的成因几乎未被我们理解，相同的精神症状可能会出现在不止一种障碍之中。但是，他提出，我们可以通过临床表现的过程和结果，来区分不同诊断的患者亚群。1899年，克雷珀林鉴别了两种不同类型的“功能性”（非器质性）精神病：躁狂抑郁性精神病和早发性痴呆（我们现在称之为精神分裂症）。

在克雷珀林的分类体系中，所有没有明显情绪成分的精神
15 病性疾病都属于早发性痴呆，这类患者的功能表现出平缓持续的下降，并且不会出现任何恢复期；克雷珀林认为，这种表现最终会发展成为痴呆。相比之下，那些患有躁狂抑郁性精神病的个体通常（但并不总是）会表现出情绪、认知和行为（被称为机体活动）方面的变化。此外，这些变化遵循着某个间歇性和周期性的进程，在两次发作之间会有一段恢复期。他认为，“躁狂抑郁性精神病”这个词其实描述了多种相互关联的情绪障碍，并且“正如它的名字所表明的那样，它是单独发作的，要么表现为所谓的躁狂兴奋迹象（思维跳跃、兴高采烈和过度活跃），要么表现为一种伴有精神运动性抑制的特殊精神抑郁，或者就是两种状态的混合”。

克雷珀林认为忧郁症属于躁狂抑郁性精神病谱系，他指出，前者的治疗常常与后者的治疗相互重叠。他还认为，他的分类体系最终将通过医学研究得到验证，并且确定这些疾病的根本原因。

克雷珀林对这两种情况（早发性痴呆和躁狂抑郁性精神病）的认识并不是全新的理解，但他提供了最为清晰和最具决定性的描述。然而，他所提出的分类体系并没有被普遍接受，关于他如何对某些情绪障碍或人格问题（包括慢性抑郁症等）进行分类，甚至直到今天都存在相当大的争议。克雷珀林试图建立一个更加系统的框架来定义疾病发展的不同模式。尽管躁狂抑郁性精神病这个术语已经基本被双相情感障碍这个术语所取代（见专栏2），但他所做出的努力，直到今天仍然在影响着现代精
16 神疾病的分类体系。

专栏2　躁郁症或双相情感障碍

克雷珀林将所有的情绪障碍都归入躁狂抑郁性精神病谱系。

随着时间的推移，人们开始接受另外一种非传统的模型，它假设存在着两种截然不同的情绪障碍：一种是患者会经历躁狂和抑郁的发作，另一种则只有抑郁发作。1957年，德国精神病学家卡尔·莱昂哈德创造了“双相”这个术语，用来描述躁狂和抑郁不定期发作的情况，而“单相”这个词则用来描述仅以抑郁为特征的疾病。这些术语也可能被莱昂哈德的前辈卡尔·克莱斯特使用过，他也是德国的一位精神病学家，莱昂哈德曾与他共事。

1966年，佩里斯和昂斯特进一步证实了单相和双相的区别，他们发现，这两种情况可以通过该障碍的家族史差异来进行区分。在1960年代出版的诊断手册之中，双相情感障碍这个术语首次取代了躁郁症。

弗洛伊德和神经症的分类

1856年，西格蒙德·弗洛伊德出生于弗莱堡，那是摩拉维亚的一个小镇。他是家里八个孩子中最大的一个，据说是母亲最疼爱的孩子。确实，许多关于弗洛伊德早年生活的文本都很重视这个事实：他的母亲称他为“我的黄金西格儿”。在弗洛伊德很小的时候，他们全家就搬到了维也纳。他一直生活在那里，直到1938年，为了逃脱第二次世界大战爆发之际犹太人所遭受的

17 迫害，他不得不移居伦敦。

在医学院就读期间，弗洛伊德就对神经病学产生了浓厚的兴趣。1885年，他前往巴黎萨尔佩特里尔研究所，跟随著名的神经学家让-马丁·沙可学习了一段时间。沙可对癔症非常感兴趣。当时，癔症被认为是一种神经症性疾病，因为这些患者所体验到的躯体症状（如麻痹等）并没有明确的生理（器质性）基础。通过运用催眠，沙可证明，患者的临床表现与其内心持续存在的冲突有关，这些冲突可以解释患者体验到的症状。他认为，患者的心理痛苦发生了转化或“转变”，成了躯体的问题。沙可还提出，使用催眠暗示可以释放这些潜意识的力量，并带来症状的改善。

弗洛伊德意识到，心灵的潜意识部分对行为有着极为强大的影响。于是，他扩展了催眠术的使用，将其用于揭示无意识的创伤记忆，患者意识不到并压抑了这些记忆。通过一系列详细的案例研究，弗洛伊德发展出一套理论，以解释过去未得到解决的冲突如何在之后的生活中引发特定的神经症性症状。之后，他提出，精神分析可以帮助解决这些冲突，并创造更为健康的精神状态。

弗洛伊德针对抑郁症构建的概念可以追溯到他的三种假设模型，即心理（或他所称的精神）组织方式、人格发展过程以及神经症性疾病的可能病因。我们会简要回顾这些模型，方便读者领略弗洛伊德想要表达的观点，但如果想要深入研究这些知识，感兴趣的读者便须参考其他的文献资料。弗洛伊德的第一个理论被称为心理地形说，他认为，人的心理由三个部分组成：意识、前意识（我们目前没有注意到的，但可以进入和关注的部分）以及潜意识（我们无法觉察，但可以对我们施加影响的部分）。

弗洛伊德还提出了一个结构模型，用于解释人格如何塑造我们的行为和反应，这个理论有时被称为第二地形说。这个模 18
型非常重要，因为它引入了本我、自我和超我的概念。在弗洛伊德看来，本我由快乐原则所驱动，也就是说，潜意识之中的欲望和功能都需要得到即时的满足。而自我则努力以适当的方式满足本我，它的作用好比本我与外部世界之间的调解员。自我遵循现实原则，例如，它允许延迟本我的满足，使其能在适当的时间、以社会可接受的方式发生。弗洛伊德提出了一系列用来维护平衡的心理防御机制，例如，将以某种方式行动的理由合理化，或者否认某个冲动的行为所带来的后果。超我是人格最后发展出来的部分（大约在5岁），它为我们提供了是非观，并且会修正自我的行为。弗洛伊德认为，人格若要健康发展，本我、自我和超我三者必须保持平衡。他认为，任何失衡都会导致人发展出神经症，如抑郁症或焦虑症等。比如，弗洛伊德提出，如果本我的驱动力凌驾于超我之上，个体就会感到内疚；或者，如果自我压制了本我，个体就会产生焦虑。

弗洛伊德的第三个理论涉及儿童期的性心理发展，以及婴儿顺利成长为健康的成年人所必须经历的阶段。该理论将人类的心理发展过程划分为一个可预测的序列，比如口欲期、肛欲期和生殖器期（与俄狄浦斯情结有关）等。弗洛伊德认为，任何一个阶段的冲突都可以用于解释后来发展出来的神经症和个体所体验到的症状类型。他还提出，某些人格特质与个体未能顺利地度过某个特定的发展阶段有关。例如，弗洛伊德提出，肛欲期遭遇困难可能会引发强迫性症状。相反，如果口欲期出现困难，个体

19 便可能会在成年之后的生活中表现出被动、依赖和自我怀疑等人格特征，他认为，那些容易罹患抑郁症的人常常具有这些特征。

1917年，弗洛伊德发表了著名的文章《哀悼与忧郁症》，其中他将忧郁症（严重的抑郁症）与哀悼（个体丧亲之后的悲伤）进行了比较。他认为这两种情况都与丧失有关，但又指出，两者的区别在于这两种不同类型的丧失所带来的不同感受。在哀悼的过程中，人们对丧失的体认停留在意识层面——死者是“丧失的客体”，悲伤和愤怒等与丧亲相关的情绪会向外部表露出来。忧郁症的情况则刚好相反，弗洛伊德认为，个体此时失去的是“理想客体”，例如失去爱（如遭到拒绝或关系破裂之后的体验）。他进一步指出，与哀悼不同的是，在忧郁症中，这种丧失在一定程度上是潜意识的，原本指向丧失客体的愤怒转而指向了自己。此外，弗洛伊德还表示，如果由于丧失而罹患忧郁症，个体要么是退回到了早期的发展阶段，要么就是无法走出这个阶段。他认为，那些可能会由此变得抑郁的人，他们的自我价值感往往受到了损害，所以，当他们丧失“客体”的时候，就会变得无依无靠，而这种缺乏弹性的状态增加了他们罹患抑郁症的风险。

基于症状和心理发展起源的假设，弗洛伊德将抑郁症与其他神经症进行了区分。如今，虽然他的许多想法都已经遭到抛弃或修正，但他的研究的确帮助我们阐明了从“正常的悲伤”到抑郁症这个连续体，并说明了人格特征和疾病症状是如何相互交叠的。然而，弗洛伊德构建的这些模型，主要基于他在维也纳的私人诊所里与中上阶层的女性患者所开展的工作——这一人群与克雷珀林在精神病院所观察的那些有助于精神病分类的案例有很大的不同。尽管如此，他们两人的观点都对后来抑郁症

的界定以及精神障碍的诊断和分类产生了巨大的影响。 20

边界：分界线，区域界限的标记线

任何涉及抑郁症的讨论，都会遇到这样一个问题："抑郁"这个词会被不同的人用来表示不同的东西。对大多数公众来说，"抑郁"常被用来描述正常的悲伤。在临床实践中，"抑郁"可以用来描述消极的情绪状态，而这些情绪状态可能会发生在一系列疾病之中（例如，精神病患者也可能会报告自己有抑郁情绪）。然而，"抑郁"这个词还可以用于表示一种诊断。当它被用作诊断的术语，便意味着患者同时出现了一组症状，最常见的变化出现在情绪、想法、感觉和行为层面。理论上，当所有这些症状都出现时，我们才能给出抑郁症的诊断。

"诊断"（diagnosis）这个词源自希腊语的*dia*（"分开"）和*gignokein*（"认识"或"了解"）。在所有的医学专业里面，诊断的第一步都是评估性访谈。在不同的医学分支（除精神病学以外）之中，我们可以使用一系列的检查来辅助诊断的过程。例如，疑似缺血性心脏病的诊断可以通过血管造影来验证（一种检测方法，将特殊的染料注入血管，可以发现所有向心肌供血的动脉变窄的情况）。精神病学领域缺乏这样的实验室检验方法，这意味着抑郁症的诊断需要依赖精神病学家的临床判断及其对症状模式的识别。这就带来了两个主要的问题。首先，做出诊断意味着我们试图对某个问题强加一种"存在/不存在"或者"是/否"的分类，而事实上，这个问题具有其自身的维度，它持续的时间和严重程度也多种多样。此外，很多症状都可能与患者本来就有的人格特征有着某种程度的重叠。 21

总之，这意味着一直以来人们都有一个非常关切的问题：究竟要达到什么样的程度，抑郁或抑郁症状才应被视为一种精神疾病呢？或者说，从健康的状态到正常的悲伤再到疾病，这个连续体的分界线到底位于何处？其次，到底哪些症状组合和功能受损可以通过临床干预获益？多年来，人们在这个问题上一直都未能达成共识。治疗应当从何处入手，或者应当使用何种疗法——在这些方面意见不一，直到今天都是问题的主要根源。

这些问题的存在，影响了情绪障碍的研究、临床实践以及公众对抑郁症概念和治疗依据的信心。几十年来，国际上一直都在努力通过引入基于标准的精神障碍分类法，以将诊断方法标准化。专栏3是用于诊断重性抑郁的一个标准示例，其依据是美国精神病学会的《精神障碍诊断与统计手册（第四版）》（这组标准并非最新的版本，之所以选择这个版本是因为它比其他版本更易理解）。使用这些标准进行诊断包括几个步骤。例如，如
22 果某个人报告的症状确定可以归为抑郁症，接下来，就应当对症状的强度进行维度评估，以明确其抑郁的程度应被视为轻度、中度还是重度。此外，还有可能需要进行其他的步骤。例如，有可能需要具体说明患者表现出来的其他特征，比如，患者的抑郁是否伴有任何现实感的丧失（精神病性抑郁）等。

专栏3　重性抑郁的诊断标准示例

A. 连续两周出现五种（或五种以上）下列症状，且体现出原有的功能发生了变化；其中至少有一种症状是（1）情绪抑郁或（2）失去兴趣或愉快感。

（1）主观感觉或他人观察报告，几乎每天都有大部分的时间感到情绪抑郁；

（2）对所有活动（或几乎所有活动）的兴趣或愉快感明显降低，并且几乎每天大部分的时间都是如此；

（3）没有节食但仍有明显的体重减轻，或体重增加，或几乎每天都有食欲减退或增加；

（4）几乎每天都失眠或睡眠过多；

（5）几乎每天都有精神运动性激越或迟滞（不仅主观感到坐立不安或迟缓，他人也可观察到）；

（6）几乎每天都会感到疲劳或精力不足；

（7）几乎每天都有无价值感，或者过多或不恰当的内疚；

（8）思维能力和注意力几乎每天都会减退，或感到犹豫不决；

（9）反复出现关于死亡的想法（不仅仅是对死亡的恐惧），反复出现自杀设想但没有特定计划，或者自杀未遂，或有具体的自杀计划。

B. 症状不符合混合发作（抑郁和躁狂同时出现）的标准。

C. 症状引发临床意义上的严重痛苦，或对社会、职业或其他重要功能造成损害。

D. 症状不是由药物的直接生理作用（如药物滥用和药物治疗的副作用）或一般的躯体疾病（如甲状腺功能减退）所造成。

E. 症状并不能用丧亲之痛来解释。（有趣的是，这条标准被新版本的分类体系剔除了。）

23

通过对抑郁症的诊断标准进行仔细的检查，我们发现，诊断主要依赖于对患者当时呈现出来的状态进行横断面评估。还须强调的是，患者当前呈现出来的状态，应该体现出其正常状态发生了变化，这个步骤有助于区分疾病发作与长期存在的人格特质。对患者长期存在的问题进行纵向的病史探究，也可以帮助我们确定患者之前是否经历过躁狂症（如果曾经有过这种情况，他们的诊断将被修改为双相情感障碍），或是否存在慢性的抑郁症病史（指一种持续存在的抑郁症状，可能不太严重，但患者仍然非常没有活力——通常被称为恶劣心境）等。此外，我们还须评估患者是否患有其他的精神或躯体疾病，因为这些疾病可能经常与抑郁症同时发生。

美国（《精神障碍诊断与统计手册》或简称为DSM）和欧洲（《国际疾病分类》或简称为ICD）最早分别建立了用于诊断精神障碍的分类体系。然而，这些分类体系最新的修订试图使其与诊断的方法更为契合，与国际观点更为一致，并能确保各团体可以就同一问题进行交流和比较。在缺乏诊断测试的情况下，要对疾病进行分类，目前仍然依赖于专家对症状概况所形成的共识。

分类体系并不是静态的，我们认识到的抑郁症的表现范围及其在分类手册之中的位置在随时间发生着改变。例如，弗洛伊德关于抑郁症的模型影响着早期的DSM版本，其中较轻的持
24 续性抑郁症状（被称为恶劣心境）主要被视为一种人格类型，因此，在关于分类体系的教科书里面，它们就被列入人格问题的类别。DSM之后的修订版本较少基于未经证实的理论模型，而是试图根据实验性证据进行分类决策。一些研究表明，重性抑郁

和恶劣心境的症状有许多重叠之处，80%的恶劣心境患者会在人生的某个阶段经历重性抑郁。因此，有学者认为，恶劣心境应当重新被归类为一种情绪障碍。

在分类体系中移动某类疾病的位置，这似乎是一项学术或智力活动，但我们要认识到，这种变化可能具有非常重要的意义，因为诊断和分类的一个重要作用就是指导治疗决策。恶劣心境在分类体系之中的重新定位，意味着针对它的治疗方法已经从单纯的心理治疗（一种干预措施，用于解决由某些人格特质而导致的障碍）转变为心理治疗和药物治疗的联合治疗（就像用于许多情绪障碍的一样）。然而，这个简单的例子也暴露了当前分类体系的弱点。即便我们可以根据新的科学发现对分类体系进行调整，它们也仍有可能存在着偏差。因此，这些分类体系为何会在某些群体中引发质疑，也就不言自明了。

总之，分类体系要想具有实用价值，它就必须可靠又有效。如果某个诊断是可靠的，那么，不同的医生与症状相同的患者面谈，他们将会做出相同的诊断。如果某个诊断具有预测的效度，这意味着它有可能对那些诊断相同的个体进行预测，比如病程的发展以及患者对不同的治疗可能会产生什么样的反应等。几十年来，由于缺乏可靠性，精神病学诊断的可信度被广为诟病，以至于在1950年代至2010年间，分类体系的大多数修订版本都集中于提高诊断的可靠性。然而，我们在其有效性方面的关注
仍显不足，除非得到改善，用于诊断抑郁症的标准会一直被认为 25
带有某种程度的武断（例如，九种症状之中至少出现五种，且症状持续出现两周，就可以将其诊断为抑郁症的重性发作，而这个标准几乎没有任何实验性证据的支持）。

当我们将抑郁症作为一个独立的实体来开展讨论，关注其治疗的基本原理时，就会频繁遭遇抑郁症诊断和分类体系之中存在的缺陷。值得注意的是，医学领域也采用了类似的方法来判断个体处于健康还是患病状态。例如，血压水平是一个连续体。然而，当个体的血压测量值达到某个预定的水平，我们就会报告该个体现在达到了高血压的特定诊断标准。根据与他们年龄、性别的常模或平均水平的差异程度，他们接受的干预措施也各有不同。他们可能会被要求定期监测血压，并改变他们的生活方式。然而，如果问题仍然存在，或者变得更加严重，医生就可能会建议采取其他的一些干预措施以及药物治疗。对这一常见的躯体健康问题而言，这是一种极为合理的方法，已经得到了广泛的接纳。但是，如果我们对抑郁症采取类似的“分级治疗”方法，却常常会遭到嘲讽。这暴露出一个常见的双重标准问题，它们似乎适用于一般躯体健康问题，却不适用于精神健康问题。使用同样的临床管理策略治疗抑郁症被认为是不科学或存在争议的。

值得注意的是，鉴于现在缺乏客观的实验室检测技术，目前针对抑郁症的诊断方法的确具有其实用性。可以说，当症状的严重程度、持续时间、痛苦程度以及社会功能的受损水平达到了某个约定的阈值时，患者的问题就应当引起临床关注，个体就应当获得必要的帮助来应对自己的这些遭遇。

第三章

哪些人具有罹患抑郁症的风险？

使用更为统一的诊断标准来鉴别抑郁症患者，其优点之一便是可以进行国家和国际的比较。通过大规模研究，我们可以估算出抑郁症的总体患病率；通过重复调查，可以检测出这些比率随着时间而发生的变化。我们还可以根据国家、文化、经济和社会阶层以及其他的人口统计学特征（如年龄、性别和婚姻状况等）对抑郁症病例的分布情况进行比较。这些子群体之间的差异可以为我们提供重要的信息，帮助我们了解哪些人具有罹患抑郁症的风险，在什么时间点最有可能出现抑郁发作，还有助于发展关于哪些因素可以降低这种风险或防范此类情况发生的理论。

在本章，我们将探讨抑郁症的流行病学（也就是抑郁症相关状态的分布和决定因素），举例说明抑郁症在整个生命周期中的表现，并对某些性别相关的问题开展讨论。最后，我们将着重阐述当前关于预防自杀的一些思考。

流行病学

世界卫生组织（WHO）估计，全球每年都有超过5%的人可
27 能会罹患抑郁症，大约有15%的人会在一生中的某个阶段经历抑郁。一般而言，一次抑郁发作会持续4～8个月，但复发是很常见的，大约50%的抑郁症病例会在5年之内至少再发作一次。令人感到遗憾的是，世界卫生组织还报告称，在经历过抑郁发作的人之中，只有25%的人能够获得有效的治疗。然而，在这些标题性数字的背后，这些估算数据还存在着相当大的差异——所以，这里选取的例子仅仅是为了对这些差异进行说明。需要强调的是，我们在此讨论的这些问题其实并不详尽，之所以选择这些主题，只是为了展示研究人员如何使用这些数据，从而发展出各种各样的理论，来解释为何某些亚群体更容易或者更难抑郁。

地理位置

各个国家或大洲的抑郁症患病率并不一致。例如，据报道，法国和美国的患病率特别高，其原因尚不清楚，印度也有类似的高患病率，而中国台湾和中国大陆的患病率极低。有人认为，这些患病率之所以存在差异，可能并不是地理因素导致的，而在某种程度上与国内生产总值（GDP）相关——相较于中低收入国家（略高于10%），抑郁症在高收入国家更为常见（约15%）。

长期以来，有一种观点认为（这个观点最初是由精神分裂症的研究人员提出的），相较于工业化或城市化的环境，农业社会可能是压力较小的居住环境，而且，这样的社区对抑郁症患者的态度可能也更为宽容和支持。我们尚不清楚这个观点能否解释

抑郁症患病率的地区差异，不过，类似印度这样目前正在经历重 28
大社会和经济变革的国家，它们的相关数据是很有趣的。有人认为，处于变迁之中的地区可能会表现出更大的不稳定性。因为都市和更为偏远的地区在价值观方面存在冲突，潜在地加剧了这些地区的压力水平。该理论认为，相较于那些生活地区更为稳定的类似个体，抑郁症的易感个体经历抑郁发作的概率可能会更高一些。与此相反，还有人认为，一些国家（如中国）报告的抑郁症患病率较低，可能是因为某些个人或社会群体仍然不太能认识或承认心理问题的存在，因此也无法寻求专业的帮助。

文化和种族

在不同的种族和文化中，抑郁症及其症状也可能有着不同的表现。美国曾经开展过一项大规模的社区研究（其结果发表于2012年），可以简要地说明这一现象。

西班牙裔美国人和美国白人的抑郁症年患病率几乎相同（约为7%），美国黑人略低（略高于6%），亚裔美国人约为3%，而阿拉斯加原住民的比率约为10%。个体如何感知自身的抑郁，可能会影响这份报告的数据。众所周知，在某些文化或种族群体之中，人们更多关注躯体体验（如乏力、食欲不振和睡眠紊乱等），而非抑郁症的心理或情感症状。例如，来自亚洲国家或文化的个体更有可能报告躯体症状。因此，那些指出某些地区或国家的抑郁症患病率较低的文章，其实可能低估了实际的患病率。或者说，数据方面的差异也许并非源自个体报告症状时所表现出来的差异，而是因为：在美国，不同的种族群体或文化

可能具有特定的风险或保护因素，可以修正不同的亚群体罹患
29 抑郁症的风险水平。

社会经济学

2010年，一项针对德国、美国和英国抑郁症患病率的对比调查发现，在调查对象最为贫穷的子样本之中，个体的抑郁症患病率最高（18%～27%）；在最为富有的子样本之中，个体的抑郁症患病率最低（4%～10%）。其他一些研究表明，失业人群的抑郁症患病率是在职人群的三倍。这些数据常常是存在争议的，主要是因为不同的政治团体在以不同的方式解释（使用和误用）这些数据。然而，我们必须认识到，患病率增加的相关证据本身并不能解释因果关系的方向。也就是说，我们不能假定失业增加了个体罹患抑郁症的可能性，因为有可能是个体先出现了抑郁，其获得或维持职业的能力被削弱，因而产生了连锁反应，最终影响到了收入水平和生活质量。事实上，在这个例子中，两者之间可能存在着双向关系：失业增加了个体罹患抑郁症的风险，抑郁症也增加了个体失业的风险。

年　龄

国际研究表明，抑郁症首次发作的平均年龄在25～30岁之间；一些报告显示，与高收入国家相比，低收入国家抑郁症首次发作的平均年龄要早两年左右。一项在美国进行的大规模社区研究表明，18～25岁人群的抑郁症年患病率（约十分之一）高于其他任何年龄段人群。在全球范围内，大约40%的个体称自己最初的抑郁发作发生在20岁之前，大约50%的个体发生在

20 ～ 50岁之间，只有10%的个体称自己的首次抑郁经历发生在50岁之后。

有趣的是，有证据表明，在过去的50 ～ 60年间，抑郁症的患病率和首次发病年龄已经发生了改变。对第二次世界大战之 30
后出生的个体而言，至少经历一次抑郁发作的风险增加了，而首次发病的年龄却降低了。对于这些随着时间而产生的变化，有观点认为，抑郁症患病率的上升其实是过度医疗的证据，也就是说，正常的悲伤也会被误诊为疾病。而另一些解释认为，抑郁症的患病率有所上升是人为导致的结果，因为全体社会成员获得医疗服务的机会大大增加了（即抑郁症的患病率并没有发生变化，但其发现率有所增加），或者说，更多的个体做好了寻求帮助的准备。

如果过度医疗或寻求治疗的变化无法解释抑郁症的患病率及其首发年龄的变化，那么，考虑其他可能的原因也很有趣。这种增长发生在一个相对较短的时间段内，这意味着，遗传学不太可能解释这些现象，因为我们的基因结构要花数百年的时间才会发生明显的变化。然而，社会和环境的变化却可以在几十年内对我们的健康和幸福产生重要的影响。例如，有研究表明，人们在战后对毒品和酒精的接触增多，可能是抑郁症患病率增加的部分原因。

性　别

一直以来，报告都称女性的抑郁症患病率是男性的两倍。调查显示，不管是未经治疗的群体还是接受治疗的群体，均存在着这种性别差异，因此它不能仅仅被归因于女性更容易感知、报告痛苦或更容易寻求治疗等因素。有学者提出了一些其他的解释，其范围从激素变化所产生的影响到社会角色的差异等，不一而足，我们将在第四章对这些内容展开讨论。

婚姻状况

从跨文化的角度来看，无论是由于死亡、离婚还是分居，失
31 去伴侣都会增加抑郁症的患病率。已婚男性罹患抑郁症的概率最低，而分居或离婚的男性有更高的患病率。在女性群体中，这种差异不那么明显。对于这些发现，人们提出了许多解释，但并没有明确的答案。例如，我们目前还不能确定，究竟是抑郁症导致了婚姻的失败，还是离婚或分居的压力（或原因）导致了抑郁症。或者，人格异常等独立因素不但会增加个体罹患抑郁症的可能性，也会影响他们维持长期关系的能力。

不同人生阶段的抑郁症

在本章的剩余部分，我们将探讨儿童和青少年时期的抑郁症、育龄期女性的抑郁症、男性抑郁症以及与躯体健康问题并存的抑郁症。最后，我们将会着重讨论与自杀有关的问题（这个问题在青年人和老年人群体之中最为常见）。

儿童期

多年以来，抑郁症都被认为是中年人和老年人才会罹患的疾病，儿童和青少年似乎对抑郁症是免疫的。只有少数人持有不同的看法，他们认为，抑郁症在儿童期就有可能发作。然而，支持上述观点的证据并不多，因为参与研究的通常都仅限于18

岁以上的个体。大约从1975年开始，不少心理健康研究机构开始质疑儿童抑郁症并不存在的共识，一些针对儿童和青少年的长期随访研究便由此开始了。这些研究设计非常复杂，且持续数年，对儿童和青少年开展多次评估，考察有多少儿童会感到抑郁，这个群体中有多少人经历过反复发作的抑郁症、躁郁症或者其他方面的心理健康问题，又有多少人仅经历过一次抑郁发作， 32
但没有任何进一步的心理健康问题。事实上，从这些研究中得出的最重要的结论远远超过了简单的数字运算，它们对儿童青少年罹患抑郁症的风险及其保护因素，以及男孩和女孩在青春期前后不同的抑郁症模式，都提供了非常重要的洞见。

研究发现，11岁以下的儿童罹患抑郁症的情况相对较为少见。在青春期之前的儿童群体中，女性的患病率并不比其他所有的年龄组更突出；事实上，有研究表明，男孩的抑郁症患病率可能比女孩的更高一些。有趣的是，许多儿童的抑郁症并不是孤立发生的，他们的症状往往与焦虑或易怒混合在一起。此外，抑郁症通常并不是这些孩子最先遇到的问题。大约五分之四的儿童身上发展出来的抑郁症，往往是自闭症或破坏性行为问题等其他障碍的并发症。一些研究人员推测，在这些孩子身上观察到的抑郁症状（如精神不振和睡眠改变等）可能代表了一种“疲劳综合征”，这是由于他们所经历的其他问题造成了高强度压力，从而引发了抑郁症状。这个观点极为重要，因为它与以下理论有共通之处：应激激素系统的亢进可能会导致抑郁症状（详见第四章）。在这些大规模的研究中，还有另外一个值得注意的发现：有抑郁症家族史的儿童（例如，父母或祖父母曾经接受过抑郁症相关的治疗），他们早年经历抑郁发作的可能性是其他孩子的四倍；和其他孩子相比，如果他们有过一次抑郁发作的经历，就更有可能会经历多次的抑郁发作。

鉴于有些群体怀疑成年人的抑郁症是一种“捏造”的疾病，那么，关于5～11岁儿童抑郁症的研究报告自然引发了一场全
33 新的争论，尤其是因为治疗干预可能会带来一些后果。许多临床医生都对给儿童青少年用药的问题保持沉默，这是可以理解的，因为这些药物是为治疗成人疾病而开发的。研究表明，谈话治疗（如认知行为疗法和家庭治疗）是有效的，但最近的研究也转向这样一种观念：对于那些更大的风险较高的儿童群体而言，重要的是要增加他们的适应能力，从而减少他们罹患抑郁症的可能性。例如，这使得人们开始探索将心理健康提升课程纳入学校课程并引入社会情绪学习（SEL）课程等做法的益处。还有一些更为具体的抑郁症预防策略把为儿童提供正念训练的项目纳入其中。

青春期

只要和某位青少年相处几天，任何人都会意识到，他们的情绪状态、睡眠模式和自尊都是变幻莫测的，他们自身也普遍感觉到强烈的痛苦。因此，要想确定青少年正常的不愉快感觉究竟何时会演变为抑郁发作，并需要接受治疗干预，是一个相当大的挑战。尽管如此，最新的一些研究表明，青少年的抑郁症患病率与老年人的是相同的。

通过对青少年抑郁症的研究，我们可以得出一个非常重要的结论：青春期这个阶段而非年龄的变化似乎是患病报告率急剧上升的征兆。这表明，激素的变化可能起到了举足轻重的作

用，这一假设得到了以下研究结果的支持：在青春期后期，年轻女性的抑郁症发病率是年轻男性的两倍。如在年龄更低的儿童中发现的那样，有抑郁症或躁郁症家族史的青少年在成年早期比那些没有任何家族史的青少年罹患抑郁症的风险更高，而那些情绪问题反复发作的青少年常常有相关的家族史。 34

即使是发展正常的青少年，仍然会经历许多可能会引发抑郁症的生活事件。同辈交往问题、关系破裂、离家出走以及接触毒品和酒精等都有可能促使抑郁发作，尤其是那些由于某些其他的原因（如情绪障碍家族史）而对抑郁症更为易感的个体。此外，对这个年龄阶段的青少年来说，学业表现和经济问题也都是相关的影响因素。例如，没有工作、没有接受教育或培训的青少年（即所谓的“啃老族”），他们的抑郁症患病率是非“啃老族”的同龄人的三到五倍。虽然其中的因果关系很难厘清，这一发现却表明，任何针对青少年和青年人的抑郁症干预措施都不能仅仅局限于抑郁症症状的治疗，我们还需要帮助他们重新融入社会和学习生活之中。

对于服用抑郁症药物这一问题，青少年常常表现出矛盾的心理状态，这也是意料之中的事情。此外，对于接受其他类型的疗法（如谈话疗法等），年轻男性也同样存在困难。为了解决这一困境，有人提出了一些解决方案，比如使用以活动和行为为导向的小组来帮助青少年解决抑郁症的症状，以及探索使用互联网应用程序或网络课程等电子媒体。澳大利亚等国家正在进行这方面的研究，他们会为某个特定学年的所有在校学生（例如那些正在参加期末考试的学生，而这些考试将会决定未来其进入更高等级教育阶段的前景）提供这些辅导。这些学生之所以被确定为研究对象，是因为他们在面对这些压力源的时候，抑郁症的患病率预计会出现上升，并且预防可能比治疗更好一些。

许多经历过抑郁发作的年轻人会发现，他们的这种心理问题仅限于青春期。然而，对另外一些人而言，这些问题却预示
35 着某种疾病的开始，会对他们造成多年的影响。找出哪些年轻人最有可能罹患复发性的情绪障碍，是一项首要研究课题。此外，将那些可能会反复出现抑郁发作的个体，与那些既可能出现躁狂发作又会出现抑郁发作的个体区分开来，也是非常重要的。到目前为止，我们对此还知之甚少。例如，我们现在已经知道，在成年早期罹患双相情感障碍（或称躁郁症）的个体中，70%的人都称自己在青春期有过抑郁发作。并且，与那些患有复发性抑郁症的患者相比，他们的发作年龄通常会更早一些。然而，识别哪些青年人既有抑郁症病史，又有躁狂发作的风险，会是一个相当大的挑战。因为冒险、行为放纵、通宵以及成为社交狂人等行为可能是躁狂表现的一部分，而非青春期晚期的患者一定会出现的症状。

目前，拥有双相情感障碍的家族史是为数不多的一种确定因素，可以帮助我们识别哪些年轻人更有可能在未来经历躁狂发作。我们对双相情感障碍做出明确预测的能力有限，这严重妨碍了有效的治疗。几项针对双相情感障碍患者的调查发现，对患者及其家人来说，无法及时识别问题并提供最适当的干预措施，是他们面临的最大问题之一。

想要确定哪些个体最终会罹患双相情感障碍还存在着另一个问题：即使某人的罹患风险高于平均水平，也不太可能（而不是更有可能）经历躁狂发作。目前据估计，在具有多种危险因

素的群体之中，只有不到三分之一的个体会发展成为完全的双相情感障碍。由此而言，对那些具有罹患双相情感障碍的风险但还没有被确诊的个体来说，给他们开出适用于成年患者的常规治疗处方是不合理的。一些研究人员正专注于开发一些高收 36
益、低风险的干预措施。这些措施主要包括一些非医学的治疗方法（如生活方式管理和心理教育项目等），可以帮助年轻人学会处理早期的症状，或者应对社交问题，同时又没有药物可能会带来的副作用或不良反应。然而，目前还没有足够的证据能够支持我们在日常的临床实践之中引入这些措施。

育龄期女性的抑郁症

在这一部分，我们不会考虑所有与女性相关的抑郁症表现，而是着重讨论两种与生育有关的抑郁障碍，即产后抑郁症和产后精神病。

婴儿的出生往往是一件值得庆祝的事情，而与此相关的产后抑郁症却常常无法被直系亲属之外的人们所理解。人们很容易接受这样的事实：初为人母可能会在刚分娩后的数天内表现得情绪激动或者哭哭啼啼，这可能是由于激素水平骤降、身体开始感到耗竭，或是父母双方都被照顾新生儿的责任压得喘不过气来，等等。但是，这些短暂的“产后忧郁”并不等同于更为严重和持久的抑郁发作，后者是需要倍加重视的严重问题，并且需要及早进行干预。我们为这些患者提供任何治疗，都必须直接处理她们因为自己变得抑郁而引发的内疚感。

在大多数情况下，产后抑郁症与其他时期出现的抑郁症在征兆和症状方面并没有什么明显的区别，产后抑郁症的特殊之

处在于它对婴儿的潜在影响。抑郁症不仅会损害母亲的自我
照顾能力和生活质量，还会影响到婴儿的日常护理。更为重要
的是，它会使母乳喂养变得复杂，因为某些抗抑郁药物会通过母
37 乳的分泌传递给婴儿。在这个时期，抑郁症还会影响到母亲和
孩子之间亲密关系的形成过程，因为一个抑郁的母亲可能不太
能够和孩子互动，或者很难以温暖和一致的方式做出反应。不
幸的是，这位母亲因为自己的这种表现而产生的感觉，可能会加
剧并延长她的抑郁，她因此可能会认为自己是一个糟糕的母亲。
显然，这种自我批评会让新手妈妈和她身边的人更加难以应对
抑郁症。

对母亲进行干预也将有助于孩子的健康，因此，有许多临床方案都致力于早期识别和治疗产后抑郁症。许多产科和助产服务机构会使用筛查问卷，试图尽早发现问题。这种类型的工作已经确定了某些非常重要的问题，比如抑郁症状发作的时间等。很多人认为，所有想要怀孕的女性都会因为怀孕而自始至终感到非常满足和快乐，但与之相反，许多所谓的产后抑郁症状似乎在产前阶段就已经出现了。这一发现具有重大的意义，可以帮助我们向孕妇提供及时的支持和照顾，该研究也建议这些筛查方案应该尽早实行。

如果孕妇在产前便开始出现抑郁症状，那么她的应激激素系统可能更为活跃（我们将会在第四章进行讨论）。此外，母亲和婴儿之间也存在着直接的连接（通过胎盘），这意味着，母亲的激素过度活跃会在某些情况下影响到小孩在早年生活中对压力的反应（因为激素可以通过胎盘影响婴儿正在发育的应激激素系统）。综上所述，这项研究强调，治疗涉及怀孕与分娩的抑

郁症，对女性和孩子短期和长期的健康都至关重要。 38

产褥期或产后精神病并不是一种常见的疾病，约有千分之一的孕妇可能会罹患此病。有学者认为，产后精神病与双相情感障碍有关，它的症状可能伴随有现实感丧失或某些精神病性的症状（幻觉和妄想），并且经常会有自杀或者害怕自己伤害到婴儿的想法。这个问题自古便被人们所认识，但最早的精神病学描述则要归功于奥西安德尔1797年的著述。古奇在1830年代对该疾病的一段描述则给出了这种疾病的真切感觉：“患者咒骂、咆哮、背诵诗歌、淫言秽语、胡闹，整个家里简直一塌糊涂。”

在一篇关于精神病学历史的论文中，希拉里·马兰德对19世纪精神病院中那些被诊断为产后精神错乱的女性所留下的病例记录进行了精妙的回顾。马兰德报告说，这些病例记录描述了产后躁狂症的多个不同阶段，包括一些目前已经不再被认为是产后躁狂症的症状，比如呆滞和惹人发笑等。值得重视的是，人们显然常常以评判的眼光来看待这种疾病，认为它与性行为有关，违背了女性得体的行为准则以及母亲的责任等。产后精神错乱不仅仅源自分娩的生理特性，还受到贫穷、营养不良、困难的家庭关系和压力等社会因素的影响。当时的治疗手段包括：让患者吃到肥胖，让她们充分休息、补充营养等。在英国文学中，对产后精神病的描述最为著名的作品之一，便是夏洛特·帕金斯·吉尔曼的短篇小说《黄色墙纸》。这部作品饱受争议，不仅因为它对这种疾病经历的描述，还因为小说主角的丈夫及其医生同事们有意识或无意识对她进行虐待。

如今，产后精神病被认为是一种极其严重的疾病，通常被看
作一种临床急症，需要在专门的母婴病房接受住院治疗。读完 39

已发表的一些涉及产妇死亡（定义为在怀孕期间或在婴儿出生一年之内发生的死亡）的机密调查后就会明白，为何产后精神病这一问题会受到高度关注。《母亲为何死亡》等文件强调，悲剧性的自杀是新手母亲死亡的主要原因。产后精神病也是导致母亲杀害自己孩子最为常见的原因——这些母亲怀着一种令人心碎的信念，认为自己这样做，是为了让孩子免受未来的苦难（见专栏4）。

专栏4　杀婴罪

在19世纪，产后精神错乱曾被用于杀婴罪的辩护。在当时的欧洲，这被认为是重大的公共卫生问题。直到今天，孕产期抑郁症或产后精神病仍然是涉及杀婴罪最为常见的诊断。如果该诊断得到法院的确认，相较于其他形式的谋杀，这种情况通常会从轻处罚。

男性抑郁症

在过去，抑郁症通常被视为一种“女人的疾病”，以至于直到最近，健康促进和公众信息宣传活动才开始意识到，我们需要在男性群体之中进行宣传，以改善男性抑郁症的识别问题，提高治疗的效果。男性和女性抑郁症患者所经历的症状，在本质上几乎没有什么不同，但在表达痛苦的方式或者对症状的反应上可能存在着性别差异。例如，男性患者更有可能变得孤僻，而不会寻求他人的支持或向他人倾诉；从表面上看起来，他们可能会变得更有敌意，更倾向于用酒精来麻痹自己的症状。此外，男性

显然更难以接受自己存在心理健康问题，他们更有可能否认自 40
己的病情，拖延寻求帮助的时间，甚至拒绝接受帮助。

在抑郁症的发病原因之中，并没有专属于男性的特定原因，但某些生活事件似乎的确与抑郁症的发展存在特殊的关系。例如，失业、退休、失去伴侣以及社会角色的改变等，都可能是导致男性罹患抑郁症的危险因素。此外，慢性的躯体健康问题或日益严重的机能衰退，也可能是男性抑郁症的诱因。

躯体疾病与抑郁症之间的关系是复杂的。人们抑郁的时候可能会主观地报告说自己的总体健康状况比其他人要差很多；同样，生病或处于疼痛的人可能会变得抑郁。甲状腺功能不全（甲状腺功能减退）等疾病可能导致的症状几乎难以与抑郁症进行区分。总的来说，患有慢性躯体疾病的个体罹患抑郁症的概率，几乎是没有此类疾病个体的三倍。有证据表明，相较于其他一些疾病，抑郁症与某些疾病的风险增加更为相关，如冠心病、中风、某些癌症和某些类型的糖尿病等。这些发现正变得越来越重要，因为研究表明，这些问题相互之间可能具有共同的遗传性风险因素。在临床方面，医生和精神病学家如今都已认识到，在治疗躯体疾病的同时治疗抑郁症，也许可以改善这些躯体疾病的治疗效果。如今，很多慢性躯体疾病的治疗方案都考虑到了这个问题。

自 杀

要详尽阐述自杀的根本原因所具有的复杂性，以及自杀风险的临床评估及其管理工作等，对本册简明读本而言是很不现实
的。然而，谈及情绪障碍的时候，我们不得不承认，抑郁症患者比 41

其他任何社会群体都有更高的自杀可能性。在简要的讨论中，我们重点介绍自杀风险评估的困难以及目前的自杀率等，对一些现有的争议（如自杀率和经济衰退、模仿性自杀等）加以评论，并探讨什么样的策略可以真正降低某个人群的总体自杀率。

收集自杀相关的数据面临着一个长期存在的问题：许多宗教和文化认为自杀是一种罪恶，或者是一种非法行为。这个问题导致了多种后果。例如，验尸官和其他公职人员经常努力避免将可疑的死亡认定为自杀，这意味着实际的自杀率可能被低估了。此外，在某些国家，自杀是非法的。将自杀行为定为犯罪，意味着那些活下来的人往往会遭受进一步的痛苦和污名化。尽管人们如今对自杀的态度已经开始有所改变，这个话题依然是某种禁忌，妨碍着数据的收集以及我们对自杀原因的理解。此外，自杀的定义也在重新接受审视，关于给绝症患者施行安乐死以及“死亡的权利”等问题也争执不下，这表明，自杀是一个能激起情感的话题，总是可能引发同情和争议。

据世界卫生组织调查，全世界，每分钟就有一人自杀；也就是说，每年约有100万人自杀。所有的精神疾病都有导致患者过早死亡的风险，但抑郁症和双相情感障碍的相关风险是最高的——与普通人群相比，此类患者的自杀风险提高了15～20倍。在过去的半个世纪里，自杀率显著上升，但不同国家的自杀率有着显著的差别。据报告显示，穆斯林和拉丁美洲国家的年自杀率最低（每10万人约有6人自杀），而东欧国家的年自杀率
42 最高（每10万人约有30人自杀）。男性比女性更常死于自杀，男性也倾向于使用更为暴力的自杀方式（比如上吊或开枪），女性则更有可能通过过量服药来自杀。

在不同的人生阶段，自杀的风险也有所不同。15～24岁和65岁以上这两个年龄阶段的自杀风险是最高的。在西方国家，年轻男性的自杀率出现了大幅上升，这被认为可能是由汽车尾气、饮酒过量、缺乏支持或及时的帮助、失业等致死原因间接引发的。有研究表明，自杀率会随着经济的繁荣和衰退而发生波动，最新发表的一篇文献显示，欧洲近期出现的经济衰退导致自杀的人数增加了1万人（比预测的数量要多）。这些发现与早期的自杀理论有一些相似之处，它们都强调了社会因素可能会对个体造成的影响。

1897年，法国社会学家埃米尔·迪尔凯姆发表了关于自杀的研究结果。他认为，相较于个体特征，自杀的原因与社会因素存在更多的关联。他注意到，自杀率会随着时间和空间的变化而变化，例如，和平时期的自杀率比战争时期要低，经济萧条时期的自杀率比经济繁荣时期要高。迪尔凯姆试图寻找除了情绪压力之外的其他因素来解释这些变化，比如个体融入社会的程度，并发展出一种类型学，用来描述不同形式的自杀（见专栏5）。

即便可能会经历复发，大部分抑郁症患者都能够从疾病之中恢复过来，自杀其实是罕有的结局。然而，自杀的后果是悲剧性的，因此应当尽可能地预防自杀。专业人士已经引入一些临床方案，以提高抑郁症的检测率，并可以让高危群体（比如那些 43
刚刚从精神病院出院的患者）在发病早期便得到有效的治疗。这些方案与培训计划相结合，以确保临床医生会询问抑郁症患者他们是否曾经考虑过伤害自己。有人认为提出这样的问题会增加患者自杀的可能性，这是毫无根据的。事实上，对大多数患者来说，能够和专业人士谈论这些想法，其实是一种解脱。确保临床医生能够识别出高自杀风险的患者，这一点至关重要，但是，据相关研究表明，降低自杀率最为有效的方法还是要采用以人群为基础的干预措施，比如通过媒体报道发布相关的指导方针，减少获取自杀手段的途径等。

专栏5　迪尔凯姆的自杀类型

失范型自杀

当某个社会对个体的影响非常微弱，个体便会在社会上迷失方向，不再受社会的引导。

利他型自杀

当个体高度融入某个社会，它便会对该个体的自杀决定施加强烈的影响。

利己型自杀

当个体未融入某个社会，该个体的决定便不再依赖他人的控制或意见。

宿命型自杀

当某个社会决定了个体的命运（与失范型自杀相反），那这个社会所制定的严厉规则便会导致宿命型自杀。

媒体对自杀的报道是否会导致其他人出现自杀行为，这个问题的答案是很难确定的。模仿自杀的相关证据是模棱两可的，尽管有人指出，当发生名人自杀事件时，这种风险便会陡增。然而，对模仿自杀风险的担忧并不是什么新鲜事，早在几个世纪之前就已经有相关的记载。例如，1774年，歌德的小说《少年维特的烦恼》出版之后，便出现了一连串的模仿自杀事件。这部小

44

说讲述了一位年轻人因为不幸的恋情而自杀身亡。最终，这本书遭到封禁。

近来，人们担心某些自杀事件可能是由网络霸凌带来的痛苦所导致的，包括负面或侮辱性的评论等。这些评论被放在网页上面，或者通过不同的网站得到传播。由此，相关人士正在尝试推广一些准则，希望能够促进媒体负责任地报道自杀事件，并规范网站的访问途径，或者对那些不受管制的网站内容予以修改（尽管后者其实是很难执行的）。

降低自杀率最为有效的策略，其实是减少自杀方法的获取途径。例如，枪支管制更为严格的国家自杀率更低。此外，20世纪初的英国，把头伸进煤气炉里自杀是常见的自杀方式，但是，随着煤气被北海的天然气所取代，自杀率便下降了。之后，新的汽车尾气装置也安装有催化转换器，从而减少了一氧化碳中毒导致的死亡事件。

1960年代，巴比妥类药物的使用受到了限制，这些药物导致的自杀率便下降了23%；有研究发现，限制购买非处方类的止痛药（镇痛剂，如对乙酰氨基酚），并使用泡罩包装来减缓药物的摄入，也可以降低自杀率。还有一些其他的公共卫生干预措施，比如在自杀的热点地区架设障碍或网兜，如英国布里斯托尔的克利夫顿悬索桥和美国旧金山的金门大桥等（见图3）。电话求助热线（如撒玛利亚会热线[①]）可以为人们提供值得信任的交谈 45
机会，这样的方式有望防止他们实施自杀的想法，许多高架桥上都挂有显示这些电话求助热线号码的标牌。

① 英国一慈善团体的防自杀危机热线，为情绪受困扰和企图自杀的人提供谈心服务。——译注

危机咨询
请拨打这个电话，
希望仍在
从这座桥上跳下的
后果致命且悲剧

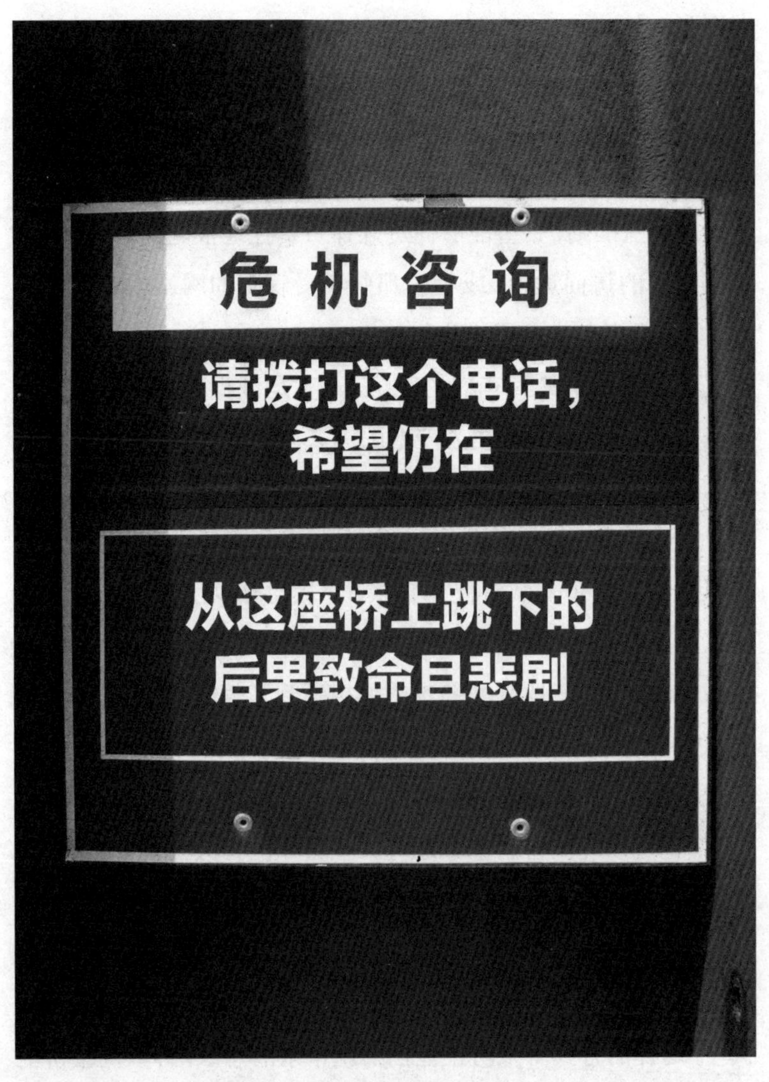

46 图3 旧金山金门大桥上的危机咨询标牌

第四章

抑郁症的模型

抑郁症的流行病学研究可以为我们提供关于抑郁症高危人群的重要洞见。例如，生活在不利社会条件之下的群体，以及近期经历过丧亲之痛的群体，他们的抑郁症患病率更高。然而，并非每个人在这些情况下都会发展出临床上所说的抑郁症。抑郁症的病因理论可以帮助我们解释这些个体差异产生的原因。在此，我们将重点介绍一些最为著名的生物学、心理学和社会学模型，然后对将这些模型整合为一个多维理论的尝试展开探讨。

生物学模型：单胺和神经-内分泌假说

抑郁症的化学失衡模型最初是被偶然发现的。20世纪中期，有报告开始指出，许多用于治疗内科问题的药物可以增加或减少抑郁症的症状。人们逐渐了解到这些药物对大脑中不同化学分子的数量所带来的影响，这些知识促进了抑郁症单胺假说的发展。为了理解这一点，我们将对神经系统传递信息的方式进行简要的说明。 47

很多脑区都对情绪的调节有着重要的作用。脑区之间以及脑区与身体其他部位之间的交流都是通过神经系统来完成的。每个神经元（神经细胞）都是一个细胞体，具有一个轴突（像尾巴一样）和许多树突（像树枝一样）。树突网络之间的连接建立起了多个信息传递通路，一些神经细胞会增加网络内神经元的活性，另一些则会减少其活性（被称为抑制性神经元）。神经细胞之间并非直接相连，它们被一种叫作突触的小缝隙所隔开，而信息则会通过一个叫作神经递质（化学信使）的分子传递到突触。当电脉冲通过轴突，神经递质便会从囊泡（储存区）中释放出来。这种分子会与下一个细胞上的受体“对接”，信息便得以在网络之间进行传递（见图4）。在信息传递的间隙，受体会失去活性，神经递质便从对接状态得到释放，回到突触之中，最初释放神经递质的神经元便在这里将它重新吸收（这个过程被称为再摄取）。大脑中至少有30种这样的神经递质，但单胺亚组的神经递质对抑郁症来说尤为重要，其中包括去甲肾上腺素、多巴胺和血清素。血清素调节着身体的许多重要功能，如睡眠、饮食和情绪等；去甲肾上腺素与应激反应、警觉性、精力以及生活兴趣有关；多巴胺的水平则可能影响到动机、愉悦感和“寻求回报”的行为；等等。此外，血清素的变化可能会提高或降低去甲肾上腺素的活性。

1950年代，一项研究分别报告了一种新型的降压药和一种新型的抗结核药对情绪、精力和食欲的影响。利血平最初用于治疗高血压，但是，在接受该类药物治疗的患者之中，约有15%

的个体称自己经历了严重的抑郁发作，有时还伴有自杀的念头。相反，美国斯塔顿岛的一家疗养院却出现了不同的情况，接受异

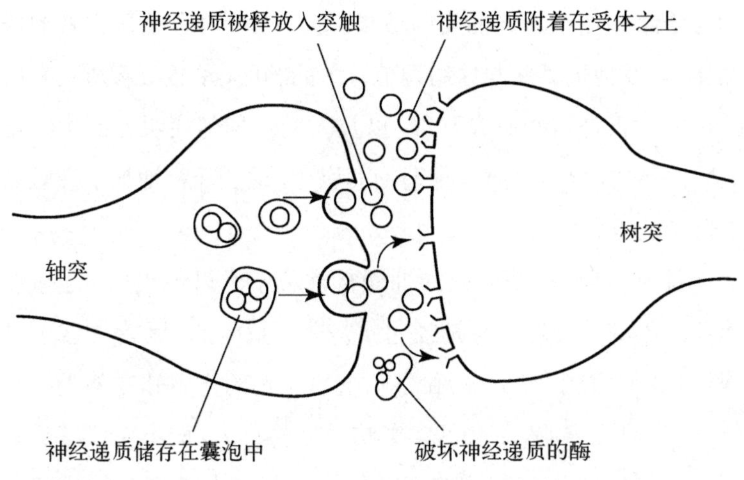

图4　神经系统中的突触

丙烟肼治疗的肺结核患者称自己比平常感到更加快乐，更有活力，食欲也有所改善。这些药物看起来是毫不相关的，但它们其实都作用于大脑中的同一种神经递质系统：利血平降低了单胺类神经递质的循环水平，而异丙烟肼则提高了这些神经递质的循环水平（异丙烟肼可以阻断单胺氧化酶的作用，而这种酶会降低单胺类神经递质在神经细胞中的数量）。

在1960年代和1970年代，抑郁症的单胺理论非常流行，有人认为，突触中缺乏可用的单胺（由于这些神经递质生产不足或其分解过度活跃）可以解释我们所观察到的抑郁症状。至于最为主要的紊乱究竟源自去甲肾上腺素（在美国更受支持）还是血清素（在欧洲更受支持），这个问题一直存在着些微的争论，不过，针对动物和人类开展的研究都为单胺“失衡”的概念提供 49
了支持。这些研究（包括尸检研究）显示了抑郁症患者与非抑郁症患者在单胺水平方面的差异，还描述了改变单胺水平的药物对情绪和活动造成的实验效果。此外，针对自杀死亡者的研究显示，在他们某些与情绪调节有关的脑区，单胺类物质是有所减少的。正是这些研究发现，以及人们对抑郁症明显的生物学病因的热情，促进了抗抑郁药物的引入，这些药物增加了突触之中单胺的可利用性。

目前，针对单胺假说的批评常常集中于以下层面：选择性地关注大脑中的这几种神经递质是非常危险的，因为在这个过程中，我们对剩余90%的化学信使所发挥的作用知之甚少。此外，动物研究表明，单胺其实影响着多种行为，而不仅仅是那些可能会被解释为抑郁症的相关行为。国际上的大多数研究人员都意识到了这个抑郁模型的缺点，因为它只涉及了单个神经递质系统。希尔德克劳特是第一个描述单胺理论的美国科学家，就连他在谈及这个理论的时候也说道，“毫无疑问，（这个理论）最多算是简化论者对非常复杂的生物状态所进行的过度简化”。

单胺理论对抑郁症相关药物的开发起到了重要的作用，但抗抑郁药的广泛使用也暴露了该模型的其他缺陷。最为明显的是，并非所有可以改变单胺水平的药物都能对情绪或行为产生预期的影响。此外，单胺水平的升高与抑郁症状发生明显的改变之间，存在着大约两周的时间差，这个模型并不能完整地解释这一点，它也许表明单胺的变化是其他一些主要的生物学过
50 程间接导致或引发的影响。一定程度上为了回应这一点，这个模型后来也有所修正，其关注点从突触中可用的神经递质数量转移到了受体敏感性的重要性，这表明，对接系统的缺陷与抑郁症的关联可能更为紧密。此外，科学家们还强调，神经递质系

统与其他神经通路以及神经-内分泌（激素）系统有着重要的联系。

抑郁症还有另外一个重要的生物学模型，那就是神经-内分泌假说。很多激素都与抑郁症的病因有关，内分泌失调（如甲状腺功能减退等）的个体罹患抑郁症的风险也会增加。不少激素（如甲状腺激素、睾酮、雌激素和孕酮等）的紊乱都与抑郁症有关，而大多数研究都聚焦于应激反应的调节，它是通过下丘脑-垂体-肾上腺轴（HPA轴）的内部联系来完成的。HPA轴是连接神经系统和内分泌系统的重要系统。

内分泌系统由我们身体内部的许多器官组成，比如甲状腺和肾上腺，它们会向血液中释放激素，帮助调节身体的许多功能。激素是根据大脑的信息产生的，在生命的某些阶段（如青春期的性激素水平变化）以及昼夜之间（如24小时的睡眠-觉醒周期中的激素水平变化），不同激素的水平均以某种可预测的方式波动着。与神经递质不同，控制大脑和内分泌腺之间第一个环节的信使是一种叫作释放因子的分子（肽）。释放因子产生于大脑中一个叫作下丘脑的脑区（调节激素分泌的关键结构），并向脑垂体发送信息，而脑垂体又继而促使内分泌腺释放激素。血液中循环激素水平的增加可以调节与身体相关的许多过程，但也会影响神经-内分泌系统的活动，并可以通过反馈回路来防止激素的过度分泌。 51

血清素、去甲肾上腺素和多巴胺的受体都存在于下丘脑之中，这表明单胺系统的活动与激素调节之间存在着联系。此外，这些单胺通路将杏仁核和海马体（对情绪调节起关键作用的大脑结构）与神经-内分泌系统连接了起来。在日常生活中，当身体对急性压力做出反应时，激素水平就会发生变化。例如，当一个人遇到任何一件可以引发焦虑的事件时，其肾上腺素分泌就会增加，这些事件的范围可以小到一次公开演讲，也可以大到遭遇生命危机等。在这些情况下，个体的心率便会加快，可能会开始感到头晕或恶心，并变得高度警觉（这就是所谓的逃跑或战斗反应）。

有趣的是，大脑会通过产生一系列不同的激素来应对长期的逆境或持续的压力。首先，促肾上腺皮质激素释放因子（CRF）从下丘脑得到释放，这反而增加了垂体的促肾上腺皮质激素（ACTH）分泌，而ACTH又会调节肾上腺对皮质醇（一种应激激素）的释放。皮质醇对身体有着广泛的影响，包括对新陈代谢产生显著影响（比如向肌肉提供能量），以及通过自身与多个脑区的关联来影响行为等（见图5）。

对慢性压力的正常适应和异常适应的区别在于，对后者而言，正常的反馈回路无法再发挥预期的作用。这可能会导致多种后果，比如，CRF的分泌水平对“恐惧调节”以及关于奖惩的情感记忆发展都具有重要的影响。最为重要的是，高水平的循环皮质醇不再能够关闭HPA系统，血液中的皮质醇含量也不再发生正常的日常变化。而皮质醇持续处于高水平状态，会对许多脑细胞产生不利的影响，可能会加快某些神经元的正常衰亡速度，并对记忆和学习产生消极的影响。此外，皮质醇水平过
52 高，会降低那些与情绪调节相关的神经递质水平。

当个体对压力产生了异常的反应，我们会发现他们在情绪、食欲和精力等方面也会发生改变，这与临床抑郁症的核心特征是极为相似的。因此，许多研究人员提出，HPA轴的功能发生紊

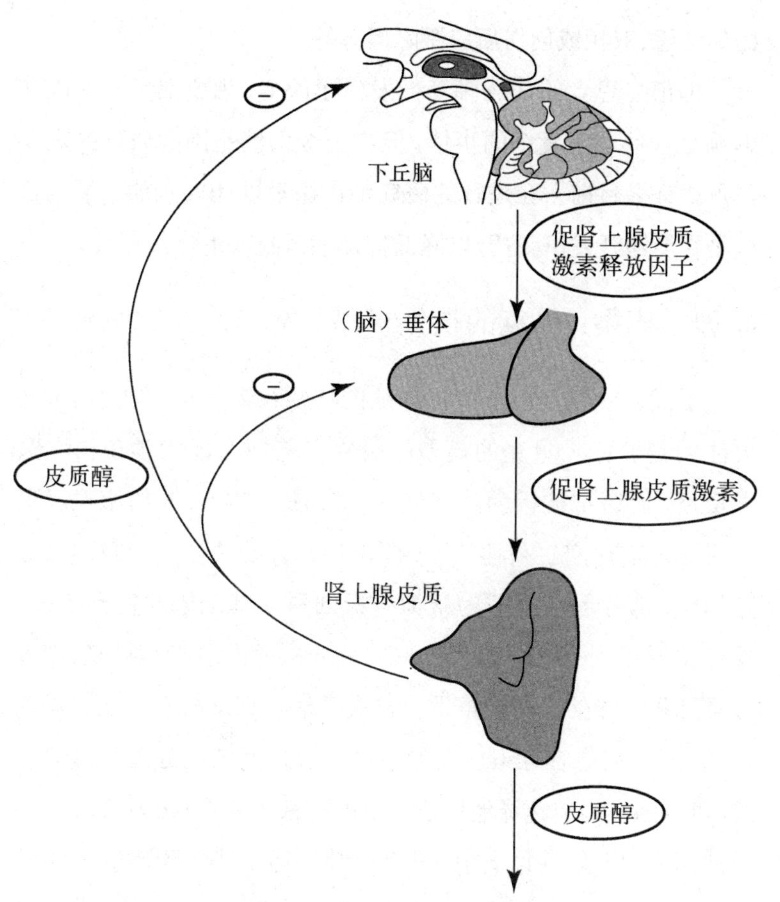

图 5　下丘脑–垂体–肾上腺轴和“正常的”负反馈回路

乱是抑郁症的根本原因。1980年代，人们希望通过实验室研究 53
来衡量HPA轴和反馈系统的功能（被称为地塞米松抑制试验），从而为抑郁症提供诊断性的测试。然而，虽然动物和人类的抑郁症模型都可以证实HPA轴出现了异常，但并非所有经历抑郁的个体都会出现这样的异常。而有些个体的确存在HPA轴的异常，但他们并没有罹患抑郁症，而是患有其他的心理健康问题，比如焦虑、双相或创伤后应激障碍等等。

抑郁症患者的HPA轴功能发生了改变，想要揭示其原因和影响是一件非常复杂的事情，但它至今仍然是国际研究的重要焦点。许多目前正在进行的研究都在探索以HPA轴的功能为目标是否能够开发出新药，以降低抑郁症风险或治疗其症状。

心理学模型：贝克的认知模型

虽然已经发展出一些抑郁症的认知行为理论，但我们主要关注的是亚伦·贝克的模型。贝克在美国布朗大学获得了医学资格，他通常被认为是认知行为疗法（CBT）的创始人。贝克对心理治疗产生兴趣的时候，人们正开始关注情绪障碍的行为模型，部分原因是因为精神分析的科学基础未能得到证实。贝克试图找到一些证据来支持精神分析理论，但他对抑郁症患者思维和认知的研究动摇了自己关于潜意识动机的想法。贝克发现，抑郁症患者意识层面的思维内容以及它们处理信息的方式，可以强有力地解释他们所描述的抑郁体验。1960年代，在关于抑郁症的开创性论文中，贝克详细描述了情感障碍的认知模
54 型（见图6）。

贝克的模型为我们提供了一个连续性的假设，也就是说，该模型表明，抑郁症等障碍是悲伤等正常情绪反应的夸大表现形式。他还认为，个体对事件或经历的情感和行为反应在很大程
55 度上取决于个体的认知评价。例如，如果某个人产生了消极的想法，如“其他人会觉得我很无趣”，这个人就有可能出现社交回避。该模型包含有两个与信息处理有关的关键要素——认知结构（思维和信念）以及认知机制（被称为推理的系统性错误）。

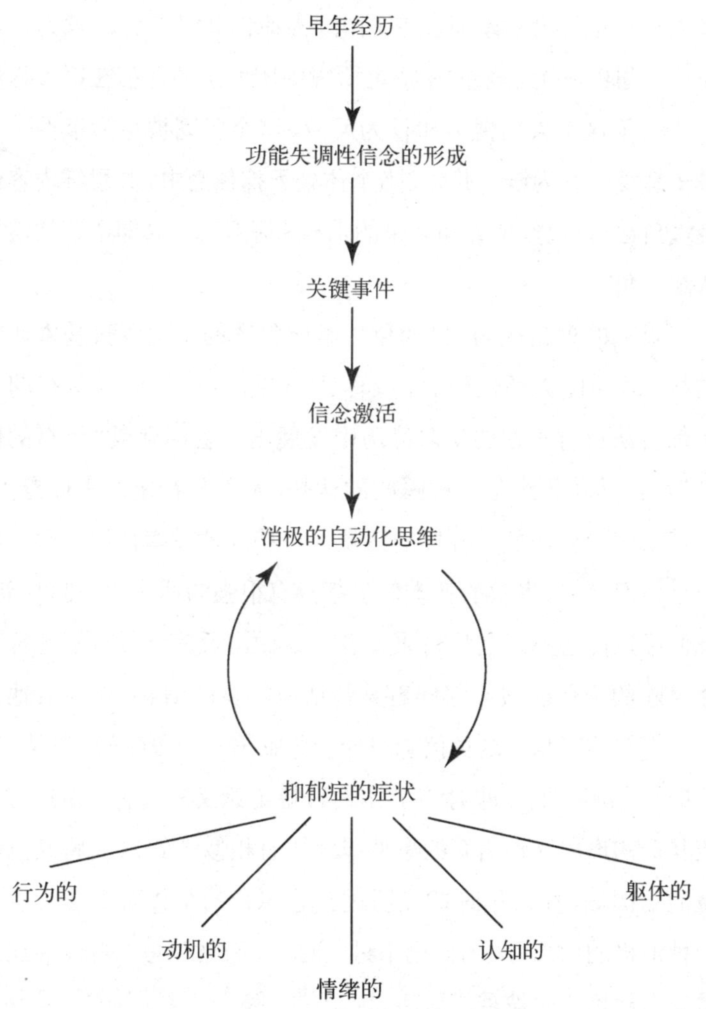

图6　贝克的抑郁症认知模型

贝克在其模型中提出，个体对事件或经历的解释封装在自动化思维之中，这些思维在事件发生后会立即出现，甚至会和事件同时出现。这个模型与弗洛伊德模型的不同之处在于，贝克认为这些自动化思维发生在意识水平，可以被个体所理解，尽管人们可能不会主动觉察它们，因为他们并没有将注意力集中在这些思维之上。个体在特定情境中所做出的评估在很大程度上决定了这个人的情绪和行为反应，这个序列被称为事件—思维—感受—行为链。此外，当个体处于抑郁之中，其思维内容便会被自己对自身、世界和未来的消极看法所主导（即所谓的消极认知三角）。

贝克的理论认为，自动化思维所包含的主题源自基本认知结构（即功能失调性信念，或称认知图式）的激活。所有的个体都会从自身早期的学习经历中发展出一套规则或“沉默的假设”。自动化思维是一种瞬间的认知，常常与特定的事件有关，而基本信念会在各种各样的情景之中持续地发挥作用。对一般的个体而言，大多数的基本信念都具有很强的适应性，可以指导我们经过深思熟虑之后再采取行动或做出反应。具有罹患抑郁症风险的个体被假设固守着某些适应不良的信念，这会对他们产生无益的影响。这种信念可能会休眠很长一段时间，但是，所谓的“关键事件”，即对该个体具有特定意义的事件（并且与导致其最初形成这种信念的事件或经历有相似之处），会将其重新激活。例如，在童年时期经历过情感忽视的个体可能会发展出一种消极的信念，认为自己不讨人喜欢，而这种想法可能会在他遭受人际拒绝时被重新激活。

对抑郁的个体而言，自动化思维意味着个体对外部事件或内部刺激（来自身体内部）做出了存有偏差的评价，而推理的系统性错误会维持个体确信这些想法是对现实的准确反映的信念。这意味着，环境中的各种信息会支持或反对个体对自身以及世界的看法，而个体可能会选择性地关注或屏蔽这些信息。

比如，某人处于抑郁状态，一个朋友没有给他回电话，他就可能会“过早下结论”，坚定地认为这个朋友已经不再重视他们的友谊（而不会考虑其他可能的解释，比如朋友很忙或者出了名的健忘等）。重要的是，这种错误的信息处理会导致个体的情绪进一步恶化，这就形成了一个恶性循环，更多的负面情绪会进一步增加个体对日常生活经历进行负面解读的风险，而这些负面认知又会加剧抑郁情绪。

贝克认为，使个体对抑郁症易感的基本信念大致可以分为以下两种：无助或不讨人喜欢。因此，个体认为无法控制的事件，或者涉及人际关系困难的事件，都可能是抑郁症状的重要成因。抑郁的问题能够持续下去，关于“自我”的信念似乎在其中起到了尤为重要的作用，尤其是在这些信念与低自尊或不稳定的自尊相互联系的时候。

人们常常会这样批评贝克的模型：自动化思维和推理错误可能并不是先于抑郁发作而发展出来的，反而可能是负面情绪带来的结果。其实，贝克很早就认识到了这一点。他指出，消极思维会导致情绪低落，而情绪低落会导致消极思维进一步加剧，
在某些情况下，这样的恶性循环可能相当于某种因果理论。对 57
其他形式的抑郁症而言，这种恶性循环也可能是一种维持因素。另一个尚未解决的问题是：适应不良的基本信念模式究竟是抑郁症的单独的易感因素，还是代表着某种个人气质或个性风格？此外，很多心理健康问题都会出现功能失调的信念，像生物学模型一样，贝克模型的关键元素也许并不能明确地预测抑郁症。

在过去的40年间，随着人们对认知-情绪调节的日益关注，认知模型有了许多发展和修正。例如，有一种可以放大消极情

绪状态的“应对方式”叫作思维反刍。思维反刍式的反应方式包括反思以及远离情境以获取足够的视角，从而减少对自己的负面影响等，这并不一定是有问题的。然而，对某些个体而言，思维反刍是对问题进行有害的思虑，他们会不断地询问“为什么这种事会发生在我身上？”，并开始专注于自己的负面情绪，无法摆脱消极的认知-情绪循环。这种反应有时会被描述为“因为抑郁而变得抑郁”，它会降低个体积极解决问题的可能性，与抑郁症的发生和维持存在密切的关系。这样，思维反刍为正在开发中的认知行为治疗新模式提供了一个重要的潜在目标，同时也与正念采用的一些模型关联起来。

社会模型：布朗和哈里斯对女性抑郁症的研究

某些社会因素可能会增加个体罹患抑郁症的风险，如果我们对这些因素进行一些反思，便可以得出这样一个结论：这些
58 因素常常是相互关联的，而且很有可能会同时发生。失业、低微的社会经济地位以及糟糕的居住条件等问题尤其如此，它们之间以多种方式相互关联着。因此，研究人员最初发现很难厘清这些宏观的现象，也很难清晰地理解每一个人对其所处社会环境的独特体验，他们的核心社会角色具有何种品质，以及他们所说的那些生活事件对其个人而言究竟有何意义上的差异。英国心理学家乔治·布朗和社会学家蒂雷尔·哈里斯在1970年代到1980年代开展了一系列的研究，他们开始将社会视角和心理视角联系起来，以理解这些因素会如何增加个体在抑郁症方面的易感性。这些研究有一个非常关键的因素，那就是他们使用了全新的访谈方法，可以考察任何一种生活事件对个体而言的独

特意义，以及个体所遇到的各种社会困境。

在最初的研究中，研究小组对伦敦南部的女性进行了访谈，他们发现，将近10%的女性在过去一年间患上了抑郁症，而在这些患者之中，90%的个体声称自己遭遇了严重的逆境（消极的生活事件，比如家庭暴力，或持续的困境，比如照顾患有痴呆症的父母等）。相比之下，在那些没有罹患抑郁症的女性中，只有很少一部分个体声称自己遭遇了严重的逆境。研究人员还发现，尽管工薪阶层的女性罹患抑郁症的比例要高得多，但这个结论仅适用于那些有孩子的居家女性。在布朗和哈里斯的研究中，那些难以通过亲密关系获得社会支持的女性在经历消极事件的时候，有四倍的可能性罹患抑郁症（见专栏6）。研究人员提出，面对这些生活事件时产生抑郁体验的女性更有可能具有一系列特定的易感因素；这些研究发现已发表在一本具有开创性的名叫《抑郁症的社会起源：女性精神障碍研究》的著作上。 59

专栏6 乔治·布朗的女性易感因素

有三个或三个以上的孩子，且这些孩子在14岁以下

在家庭之外没有领薪的工作

缺乏信任的关系

在11岁之前失去母亲

他们的第二项研究主要针对家中有孩子的工薪阶层女性。伊斯灵顿位于伦敦北部市中心，居住在这里的400多名母亲接受了访谈，任何刚刚罹患抑郁症的人都被排除出去。一年之后，其中的300多名女性再次接受了访谈，研究人员对牵涉到抑郁症初

次发作的社会和心理经历展开了调查。这些关于生活事件的最终发现尤其发人深省，研究人员找到了一些重要的预警信息，也许可以解释人们为何会对相似的事件产生不同的反应，还发现了那些关系到抑郁症发作和康复的生活事件所具有的本质。例如，研究证实，对那些具有一种或多种易感因素（见专栏6）的女性而言，严重的威胁性事件（特别是那些丧失事件）是引发抑郁的重要诱因。

值得注意的是，评估程序改进之后，研究人员得以发现，“羞辱”或“受困”等类型的生活事件与抑郁症的发作尤其相关。如果个体经历的丧失事件并不涉及羞辱，她们抑郁发作的可能性要降低50%以上。潜在的低自尊似乎可以解释这些生活事件与某些女性的羞耻感之间存在的关联。此外，研究人员还报告，甚至对那些在某个生活领域（如婚姻）遭遇困境的抑郁女性来说，如果能够在另外一个生活领域有“新的开始”（如开始上大学），
60 似乎也常常有助于她们走上康复之路。综上所述，这些发现为抑郁症的易感性差异提供了重要的见解，这些易感性既是引发某次特定抑郁发作的风险因素，又是改变病程并且影响康复的社会事件。

生物–心理–社会模型

对于抑郁症理论相关文献的看法，各种媒体呈现出了两极分化的状态，但研究人员更倾向于承认，心理学、社会学和生物学模型的各个要素之间存在着重要的交叠。例如，布朗和哈里斯在其研究之中提到这样一个概念，女性的抑郁风险与某些生活事件之间存在匹配关系，这与贝克的观点极为相似。贝克认

为，正是那些具有特定个人意义的生活事件激活了个体的基本信念，从而引发了抑郁的循环。

神经-内分泌和单胺模型强调，这两个生物系统是相互联系的，因此影响到了神经递质和应激激素的调节。它们还强调，个体身处的社会和家庭环境所具有的压力水平也非常重要，并且认识到生活事件或长期逆境是神经和神经-内分泌系统发生变化的重要原因。

上述四种理论均强调应激和易感因素之间的相互作用，但是，为了更为全面地整合这些方法，我们需要弄清楚易感性的起源。例如，为什么有些个体更有可能表现出单胺功能障碍？或者，为什么有些个体的HPA轴对压力更为敏感？又为什么有些个体会发展出功能失调和无益的基本信念？

图7是应激-易感模型的简图。这个简图表明，在极端压力之下，任何人都可能会经历抑郁发作，但它无法将不同的易感因素区分开来。要想明确区分“先天与后天”，目前仍存在很多困难。为了快速对此进行描述，我们将简要介绍当前关于基因与环境交互作用的最新观点，并谈及人体中许多不同的系统相互

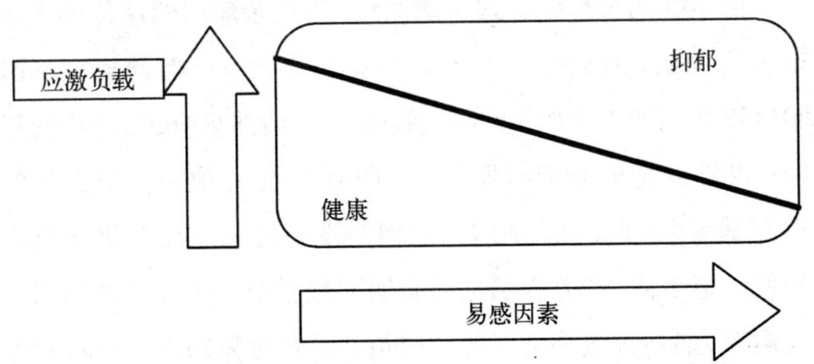

图7 应激-易感模型简图

之间究竟会如何影响。首先，我们将对家庭因素进行考察，然后会谈到基因和环境。

家庭研究

抑郁症会在家族之中蔓延。来自世界各地的研究都反复而明确地显示，如果父母有一方存在抑郁症病史，孩子罹患抑郁症的可能性便会增加两到四倍；如果家族中超过一代的人都存在抑郁症病史（如父母和祖父母），不仅会增加孩子罹患抑郁症的风险，还更有可能使其在早年就发病。然而，这些发现并不能证明抑郁症就是遗传性的。例如，与患有抑郁症的父母生活在一起，可能会对家庭互动产生负面的影响，并且可能会增加其他家庭成员罹患抑郁症的可能性。在某个家族，如果好几代人都罹患抑郁症，这可能意味着每一代人都形成了某种行为模式或所谓的应对方法，它们会以某种方式影响家庭环境，从而增加下一
62 代人罹患抑郁症的风险。

遗传脆弱性

为了探明抑郁症的遗传脆弱性，研究亲属间的遗传构成是很有帮助的，而最好的方法之一就是开展双胞胎研究。双胞胎可以是同卵双胞胎（单卵双胞胎），他们共享100%的相同基因；也可以是非同卵双胞胎（异卵双胞胎），他们共享50%的相同基因，因此，在基因上，他们并没有比其他兄弟姐妹更为相似。鉴于此，研究人员会先查明双胞胎中一个成员的抑郁症发病率，然后再去调查另一个成员的抑郁症发病率。一对双胞胎中的两个都出现抑郁症的频率被称为同病率。如果遗传因

素与抑郁症的发病率相关，那么，同卵双胞胎的同病率应该高于异卵双胞胎，而异卵双胞胎的抑郁症发病率应该和其他家庭成员一样，因为他们和其他的兄弟姐妹以及父母一样，都享有50%的相同基因。

伦敦的莫兹利医院对100多对双胞胎进行了这样的研究，结果显示，同卵双胞胎罹患抑郁症的同病率约为46%，而异卵双胞胎的比例约为20%。其他的双胞胎研究也有类似的发现，关于遗传脆弱性或遗传，这些研究阐明了两个非常重要的问题。首先，这些研究表明，遗传因素在抑郁症的风险因素中非常重要；其次，即使某个体与另外一个罹患抑郁症的个体有着100%相同的基因，也不意味着该个体就一定会经历抑郁症发作。后者非常值得强调，因为它意味着，仅凭遗传因素无法解释抑郁症的发生，对那些具有抑郁症遗传脆弱性的个体来说，是否会真正经历抑郁发作，社会、心理和环境因素也非常重要。

为了帮助读者理解这些信息，需要在此简要说明“遗传风险”的真正含义。遗传自父母的基因对我们许多身体特征或特质（比如头发的颜色等）有着重要的决定作用，还影响着我们的性格特征。然而，基因从根本上控制着生物过程，实际上，许多基因之间都有着复杂的相互作用，共同影响着某种特征的表达。并且，没有某个单独的基因与特定的行为或情绪状态直接关联。因此，我们永远不会发现哪个基因能够决定一个人究竟是内向还是外向。出于同样的原因，永远不可能存在某个“抑郁症基因”或“精神分裂症基因”。一个更为合理的模型是：（1）某些心理过程和行为具有更强的遗传性；（2）即使牵涉遗传因素，也可能是许多基因在共同发挥作用；（3）每个单独的基因只能对最终的状况产生很小的影响。此外，许多基因的活动会在不同的环境之中开启或关闭，这一点让一切变得更加复杂了。

尽管基因的编码极为复杂，研究人员还是发现了一些值得关注的事情，比如，人类基因组计划发现，某些染色体上的基因（如基因12和15q等）可能与抑郁症有着比预期更为紧密的联系。此外，一些研究人员还报告，影响血清素受体的基因与影响单胺氧化酶（这种酶影响单胺的分解，可能与抑郁症存在关联）的基因之间存在着关联。然而，应当谨慎看待这些发现，因为最初富有希望的联系，常常并没有在之后的研究中重复出现。

一个重复研究结果的例子来自一个研究小组，他们的带领者是一位名叫卡斯皮的精神病学家。2003年，他们声称自己的
64 团队已经发现，某个调节血清素的基因与个体从童年虐待或忽视等重大创伤经历之中恢复过来的能力（即复原力）之间存在关联。研究人员进行了长期的社区调查研究，有前瞻性地评估了一些个体很多年，从3岁左右一直到他们25岁左右。他们发现，具有血清素转运蛋白基因变异体（为了避免过于专业化，可以称它为5HTTLPR-S）的个体，比具有另一种基因变异体（可以称它为5HTTLPR-L）的个体更容易罹患抑郁症，或者，他们在面对生活压力时更容易产生自杀的想法。进一步的研究表明，在实验室条件下，当那些具有“S”变异体的个体受到“威胁性刺激”时，杏仁核（参与情绪调节的脑区）的活动也会增强。这些发现似乎为基因与环境之间的相互作用提供了证据：个体对环境事件的反应受其遗传构成的调节，而基因会在调节情绪反

应的脑区对神经递质发挥作用（并间接作用于HPA轴）。

精神病学的研究人员注意到了这些研究成果，《科学》杂志也宣布这是心理健康领域最为重要的发现之一。然而，并不是所有后续研究都重复了这些发现，所以，我们目前还不清楚血清素转运蛋白基因与环境压力带来的抑郁症之间，究竟存在着多强的联系。重要的是，任何试图揭示抑郁症、基因和环境之间联系的研究，需要解释的不仅仅是哪个基因可能是重要的，还应说明该基因在因果关系之中究竟起到了什么样的调节作用。在这方面，与情绪调节相关的单胺，受到了某个基因的调节；而研究人员也发现，该基因携带者的应激（HPA轴）反应被夸大了。这两者之间的关联至少为未来的研究提供了一个模板。

环境影响

可能增加抑郁症风险的特殊环境影响不仅限于患有抑郁症父母的子女，还可能在一系列的社会环境中以多种方式发挥作用。例如，个体人格的发展会受到早年亲子互动的影响，比如安全依恋的发展、分离的经历、所处环境的“情绪温度”（如父母喜爱或控制的程度）以及他们的遗传构成等等。有一些例子可以说明早期社会经历所具有的潜在影响。

在第三章，我们曾经提到，产后抑郁症这个名称有时候并不恰当，因为许多女性其实在产前阶段就已经表现出抑郁症的症状了。一些研究表明，孕期压力对后代有着消极的影响，例如，这些后代早产的风险可能会更高一些。此外，一种被称为定点理论的假说认为，孕期压力也可能会对儿童的HPA轴发育产生直接的影响。在子宫内，胎儿的发育受到了宫内环境的影响，而母亲高水平的应激激素（可通过胎盘进入胎儿的血液）可能会影响到婴儿体内各种系统（比如HPA轴）的发育。这可能意味着，这样的孩子会发育出更为敏感的HPA系统，当他们面对压力和其他困境时，会比其他人产生更多的皮质醇。

如果个体在儿童时期经历了很多不良事件，他们在成年之后罹患抑郁症的风险会增加。这些事件可能涉及多种匮乏——其中一些与社会环境有关，比如营养不良——也可能与社会和情感的忽视有关。新的证据表明，这些经历可以影响血清素系
66 统的发育以及HPA轴的敏感度（这些系统在整个童年时期都在持续发育）。例如，有研究表明，相较于有受虐史但没有罹患抑郁症的女性或健康对照组的女性（即声称自己没有受虐经验，也没有罹患抑郁症的女性），有童年受虐史、目前正处于抑郁状态的成年女性在面对压力时，她们的皮质醇水平会升高。此外，促肾上腺皮质激素和皮质醇对压力的反应、遭受虐待的程度以及抑郁症的严重程度，此三者之间也存在着正相关。研究人员解释说，这个研究结果证明了有受虐史的女性抑郁症患者的HPA系统长期处于过度活跃状态，因此，与其他个体相比，一点压力
67 更容易“把她们推到崩溃的边缘”。

综上所述，本章的目的是想要说明，单维模型（如单胺假说或抑郁症的社会起源模型等）是我们理解抑郁症的重要基石。然而，在现实生活中，抑郁症并没有单一的病因，也没有单一的理解途径。如图8所示，很多因素都会增加抑郁症的易感性。具有罹患抑郁症风险的个体是否真的会发展出这种疾病，在一定程度上取决于他们是否遭遇了某些类型的生活

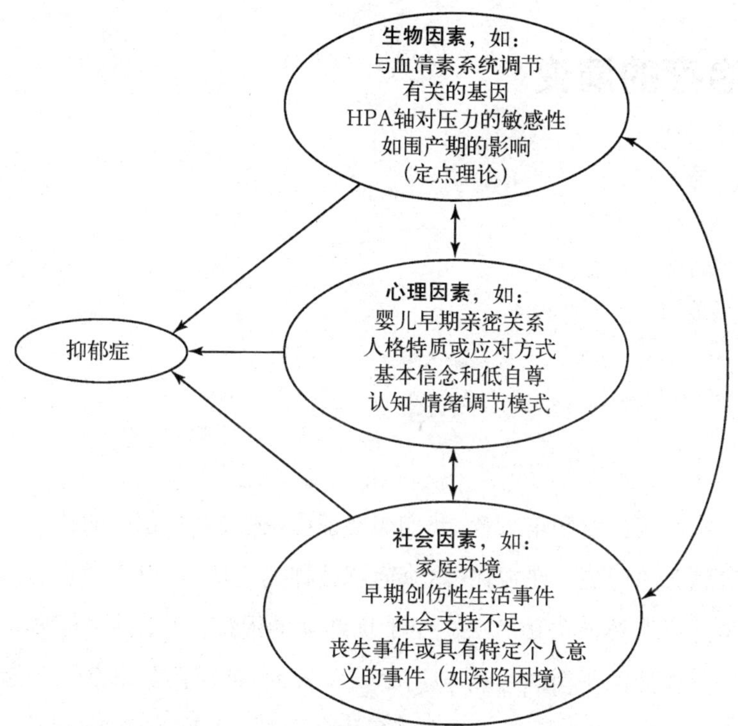

图8　一些与抑郁症发展有关的潜在因素示意图

事件，他们体会到的这些事件所造成的威胁或痛苦程度（这一点又会受到认知、情绪反应以及性格等因素的影响），他们应对这些经验的能力（他们在压力之下的复原力和适应性），以及他们生物性压力敏感系统的功能（包括他们身体对压力反应的阈值），等等。 68

第五章

治疗的演变

在第一章和第二章，我们想要证明，人类对抑郁症的认识有着悠久的历史。在古代，这个问题被称为忧郁症，以表明它与黑胆汁以及体液失衡有关。至于忧郁症的治疗，其主要目标就是恢复体液的平衡，例如，使用草药和合剂，或用泻药来清除肠道毒素，或是用水蛭来清除血液里面的杂质，等等。到了中世纪，忧郁症的潜在生理病因遭到了否认。人们认为罹患忧郁症的个体被超自然或邪恶的力量缠身，治疗就变成了惩罚性的干预，也由此出现了最早形式的约束服，乃至出现追捕女巫的行为等。到了17世纪和18世纪，关于忧郁症病因的机械理论和循环学说越来越流行。当时的治疗方法包括，使用机械装置诱发呕吐（如旋转椅），或者通过摇动椅子来刺激患者，以助其克服兴趣缺乏的状态等。

这些最早的个体治疗几乎或者根本无法取得成功，因为当时人们对抑郁症病因的设想与我们现在的想法（在第四章有所讨论）几乎没有相似之处。正因为如此，许多个世纪以来，对忧

郁症患者的主要干预措施就是将他们与家庭环境隔离开来。世界上第一个已知的精神病院出现在公元705年前后的巴格达， 69
那里的穆斯林医生以其对待病患的人道主义态度而闻名。在欧洲，修道院曾经是主要的治疗场所，直到14世纪精神病院才开始建立。然而，这些机构的主要作用是提供监护，好让精神疾病患者远离社会。直到18世纪，法国的皮内尔和英国的威廉·图克等改革家才开始改变精神病院的用途，使之成为具有治疗作用的环境。

进入20世纪，克雷珀林对精神障碍的分类占据了主导地位，躁郁症和忧郁症患者仍然有很大可能会被送进精神病院。然而，如今抑郁症的诊断开始应用于更为广泛的个体，其中许多人的病情都符合弗洛伊德所说的神经症诊断，越来越多的个体开始在门诊接受治疗。

21世纪，抑郁症的干预措施发生了很多变化，为了说明这一点，我们首先要讨论那些被收治入院的患者所接受的治疗，比如镇静剂治疗（巴比妥类药物和胰岛素昏迷治疗法等）以及物理治疗（电休克疗法、经颅磁刺激和精神外科学）等。然后，我们将会讨论如今的住院患者和门诊患者所接受的药物治疗出现了哪些发展，如抗抑郁药和情绪稳定剂（锂）等。最后，我们将讨论心理治疗，它主要用于门诊患者的治疗。

镇静剂治疗

在精神病学领域，早期运用的药物就是镇静剂。因为在当时，使患者平静下来可能是唯一可行和可用的治疗方法。此外，如果精神病院的工作人员很少，那这种治疗方法也会使管理大

量病患的工作变得更加容易。吗啡、东莨菪碱、氯醛以及后来出现的溴化物都是同样的用法。1899年，爱丁堡的精神病学家
70 尼尔·麦克劳德用溴化物引导患者入睡，这是溴化物首次被用于精神疾病的治疗。尼尔在某个急性躁狂发作的患者身上使用了溴化物，这位患者一连睡了好几天，醒来之后就被“治愈”了。然而，人们发现溴化物具有毒性，会导致患者死亡，因此使用溴化物助眠的方法很快就被放弃了。1920年代，瑞士精神病学家克拉西使用巴比妥类药物来延长患者的睡眠时间，并以此安抚患者，从而改善医患关系，增加他们接受心理治疗的可能性。这种治疗方法变得流行起来，但同样是因为一些死亡案例，这种方法最终被叫停了，但是门诊患者使用和滥用巴比妥类药物的现象又持续了数十年。在美国，精神分析学家亨利·斯塔克·沙利文建议用酒精让患者充分平静下来，好让他们参与到心理治疗之中。

1930年代，柏林的曼弗雷德·萨克尔医生开始在一家私人疗养院使用胰岛素昏迷疗法，此后，这种治疗方法流行起来。萨克尔指出，注射胰岛素（一种调节血糖水平的激素）可以使鸦片制剂成瘾的患者变得不再那么激动。此外，如果增加胰岛素的注射剂量，病人就会进入昏迷状态，之后他们会变得更加平静，也不再那么易怒。萨克尔最初提出这种疗法是为了治疗精神分裂症，但它的应用逐渐扩展到情绪障碍，英国的精神病院甚至开设了所谓的胰岛素病房。这些病房专门用于开展相关的治疗，每次治疗的时间为一至三小时，通常要持续两到三个月（或者接受60次或更多次的治疗）。患者要想从昏迷中恢复过来，就需要注射葡萄糖，但这种治疗的并发症很多，死亡率在

1%～10%之间。

最初，人们认为胰岛素昏迷疗法可以给患者带来巨大的益处。但是经过重新考察之后，人们发现，这种治疗的结果其实可以用安慰剂效应来解释，这也许和治疗过程的戏剧性存在关联，或者更悲剧地，由于大脑的葡萄糖供应缺乏，个体的反应性遭到削弱，因为这种治疗方法给大脑造成了永久性的伤害。 71

物理治疗：从休克疗法到迷走神经刺激术

长期以来，人们论述过各种各样的“休克疗法”（后来被称为电休克疗法或ECT）。从1930年代开始，电休克疗法逐渐得到了发展。然而，最初促进这种疗法发展的假设现在已被证明是错误的，即精神分裂症或其他严重精神疾病（如躁郁症）患者并不会同时患有癫痫。这个观点导致人们做出了一种假设：在严重精神障碍患者身上诱发抽搐，也许可以减轻他们的症状。意大利精神病学教授乌戈·塞莱蒂和他的助手卢西奥·比尼首次使用电流而非樟脑等化学物质诱发了癫痫发作。

尽管ECT作用机制的假设是错误的，但人们仍然认为它可以有效地减轻抑郁症状，因此ECT在1940年代和1950年代得到了广泛的应用。最初，ECT是在没有麻醉的情况下进行的，也会导致一系列的并发症，比如骨折，因为它引发了剧烈的癫痫发作。不出所料，它成了一种令人恐惧的治疗方法，并被广泛认为是具有惩罚性的治疗。关于它惩罚性的使用以及它持久的负面影响，西方的文学作品中有过很多形象的描述（如《发条橙》和《飞越疯人院》等）。一些著名的作家也谈论过他们自身对ECT的负面体验，比如西尔维娅·普拉斯（在《钟形罩》中）。改良之前的ECT还有失忆等副作用，作家欧内斯特·海明威对此有着强烈的不满。

公共调查显示，如今ECT已经做出了不少改良，人们对它的使用也不再持有那么强硬的态度，但它仍然存在许多争议。现在，它主要用于治疗一些严重的抑郁症或躁狂症，这些疾病常常对其他的治疗手段没有反应。过去出现在电影中的那些最早期
72 的原始干预方式现在已经得到了根本性的改进。例如，如今的ECT会给患者使用麻醉剂，使其失去知觉，也不再有任何可见的抽搐迹象；并且，工作人员还会测量大脑的电流活动，从而密切监测治疗的过程。这些改进使得ECT在某种程度上变得更容易被患者和他们的家人所接受。但是，人们仍然不是很清楚ECT的起效机制，这意味着人们对这种治疗手段仍然存有疑虑。目前的假说是，癫痫发作使大脑细胞中的受体（大脑中的化学信使对接系统）对化学信使的影响变得更为敏感，后者反过来又会在神经系统发出更强的信号，从而纠正神经递质和激素系统中存在缺陷的功能（详见第三章）。

在现代精神病学的实践中，使用ECT的主要原因是它能迅速地改善症状。因此，当个体感到非常抑郁，甚至不能正常饮食，且抑郁症不再是一种精神危机，而成了一种紧急的医疗状况——这时，我们常常就需要使用这种治疗方式。有趣的是，对于那些不那么严重或不那么危及生命的慢性抑郁发作，一种名为经颅磁刺激（TMS）的新疗法日益得到更多的应用。这种新的方法并不需要麻醉，只需将一个电磁线圈放置在头皮上，便可以利用磁场来刺激大脑中的神经细胞，以改善抑郁症的症状。

有证据表明，某些工业事故引起个体出现脑损伤，可能会导致个体性格发生变化，并且使其变得比以前更为平静。由此，精神外科学作为精神疾病的一种治疗手段得到了发展。自1890年代起，研究人员提出，切断额叶和大脑其他部分之间的联系等手术措施，可以给大脑带来与工业事故类似的改变，并能够用于治疗严重的焦虑和抑郁，因为这样的手术可以降低大脑的情绪反应性。1935年，葡萄牙神经学家安东尼奥·莫尼兹阐述了一种名为“脑白质切除术”（leucotomy）的外科手术，其目的就是使用一种叫作“脑 73
白质切除器”的仪器破坏大脑额叶的某个部分。莫尼兹因为自己的手术取得了巨大的成功，而在1949年获得了诺贝尔奖。

在美国，沃尔特·弗里曼和詹姆斯·瓦特进一步发展了这种技术，他们称之为“脑叶切除术”（lobotomy）。这种手术确实能让患者变得更为平静，但代价是高昂的，因为手术还会降低患者的判断力和社交能力，并可能导致人格改变。公众、文学作品和电影都对这项手术的滥用可能会导致的危险表示担忧。肯·凯西的小说及电影《飞越疯人院》对这种手术治疗的滥用做出了经典而又令人感到痛心的描述。在这部电影中，反叛的兰德尔·麦克墨菲攻击了住院病房的负责人拉切特护士长。为了惩罚和控制他，他被执行了脑叶切除术。看过这部电影后，几乎没有人不会反对精神外科学。

在过去的60年间，大部分国家的精神外科手术使用量急剧减少，这是由于许多其他治疗方法的出现，还有我们对精神外科手术作用的研究正变得越来越深入。在1950年代早期，英国约有14 000人接受了前额叶切除术，其中女性的数量约为男性的两倍。到了1970年代，英国每年进行的此类手术已不足100台，到现在更是大大减少（每年10～20台）。如今，这种手术的使用受到了精心的管制，只有经过全面评估和严格挑选的案例，才能在专门的治疗中心接受治疗。这种情况通常包括非常痛苦并使人严重衰弱的慢性抑郁症或强迫症，这些症状其他治疗都没有任何效果。手术的过程也发生了根本性的变化，早期手术使用的方法较为粗糙，如今已经被一种称为立体定向手术的方法所取代。立体定向手术是一种计算机化的程序，它会将微型电极置入与情绪控制相关的特定脑区，从而发
74 挥其效力。

最新的精神病学手术是迷走神经刺激术（VNS），这种手术最初用于治疗难治性癫痫。从技术上说，VNS并不是一种精神外科手术，因为它不会对大脑进行手术，但它确实会在人体内植入一种类似起搏器的装置。该装置附有一根电线，可以将短暂的电脉冲（持续时间30秒左右）传送到颈部左侧的迷走神经。迷走神经与许多关键的脑区有很多连接，人们认为刺激迷走神经可以改变参与情绪调节的脑区活动。迷走神经刺激术有用的证据尚不明确，不是所有国家都推荐使用迷走神经刺激术来治疗抑郁症。此外，这种治疗一个潜在的缺点就是效果比较缓慢，其疗效可能在植入设备九个月或更长时间内都不会显现。目前，它只用于某些经过严格筛选的难治性抑郁症患者。

药物治疗：抗抑郁药和锂

长期以来，对于这些用于治疗抑郁症的物理疗法，公众一直都持有怀疑态度，并一再担心这些方法会被滥用。然而，物理疗法的消亡并不是因为这些忧虑，而主要是因为我们发现了可以

治疗特定精神疾病的药物。

到了1950年代，针对一般医学问题的药理学得到了迅速的发展。精神科医生也开始热衷于寻找适用于精神科专业的药物治疗方法，但大多数发现都是作为一般医学研究的分支而产生的。比如，1951年，法国海军的外科医生亨利·拉博里想要找到一种方法来减少外科病人的手术休克，他认为这种休克主要是由他们使用的麻醉药造成的。拉博里开始试验抗组胺类药物，并偶然发现了氯丙嗪。他注意到，如果让患者服用这种药物，他 75
们便不再那么焦虑，对情绪或疼痛也变得漠不关心。这个发现引起了精神病学家皮埃尔·德尼克的注意，德尼克和他的同事让·德雷就开始在巴黎圣安妮医院使用氯丙嗪。

据德尼克和德雷的报告，氯丙嗪对精神分裂症、躁狂症和严重的抑郁症患者很有帮助。确实，那些住院多年的患者得以出院，并回归社区，过上了正常的生活。当时的人们甚至乐观地预测，这种革命性的治疗方法可以让精神病院关门大吉了。相较于抑郁症，氯丙嗪更适用于精神分裂症的治疗，但它的发现以及在精神障碍患者身上的应用改变了精神病学实践的面貌，并点燃了人们寻找其他新型药物的热情。丙咪嗪是最早的抗抑郁药之一，它有着与抗组胺类药物类似的化学结构。

随着抑郁症单胺理论的兴起，最先引入治疗的是三环化合物（这样称呼是因为这些化合物由三个相互连接的化学环组成），然后是单胺氧化酶抑制剂（叫这个名字是因为它们阻止了单胺氧化酶的活性）。这些药物增加了突触中单胺的可用量，尽管不同的药物有时对不同的单胺有着不同的效果。单胺氧化酶抑制剂的处方更复杂，因为它们可以与正常饮食中的食物（如奶酪）相互作用，因此其适用范围不如三环类药物那么广泛，但多年来，这两种药物一直都是治疗抑郁症的主要药物。

下一代的抗抑郁药同样增加了大脑中单胺类物质的含量，但其产生效果的方式与第一代药物略有不同。这种新药被称
76 为选择性血清素再摄取抑制剂（SSRIs），其中最著名（声名狼藉）的就是百优解（氟西汀）。最初，人们认为这些抗抑郁药物已经取得了显著的进步，它们更容易被写入处方，与上一代药物相比也有着不同的副作用（这使得某些患者更容易接受这种新药）。但SSRIs类药物和所有的第二代抗抑郁药被引入之后，越来越受到患者和专业人士的关注和批评。这些负面的反响一定程度上是某种观点的推动，即由于对研究结果的片面报道所以药物好处被夸大了（部分原因是市场营销策略试图扩大药物的使用人群），另外人们还担心SSRIs类药物增加了（而不是减少）某些个体的自残行为，以及使另一些人成瘾。这些关于SSRIs类药物的担忧，有一部分并没有经受住时间的考验，但是，正如第四章所述，关于这些药物的益处和风险仍然存在很多疑虑，公众和媒体对这些药物也呈现出极强的矛盾心理（见图9）。

澳大利亚精神病学家约翰·凯德发现，碳酸锂可以用作严重抑郁症和躁狂症患者的情绪稳定剂。1940年代，凯德提出了一种理论，即某种毒素会导致精神疾病，当这种毒素随尿液排出，疾病就会减轻。在墨尔本邦多拉的遣返精神病院工作时，他开始进行一些试验，向豚鼠注射躁狂患者的尿液，以观察这些
77 尿液是否会导致豚鼠出现躁狂症状。同时，他又将锂盐注射给

更清新！
更洁净！
焕发新的生机！
从未感觉如此之好！
#1
全美药物销售榜第一名！
百优解
情绪增亮剂
冲走你的忧伤！

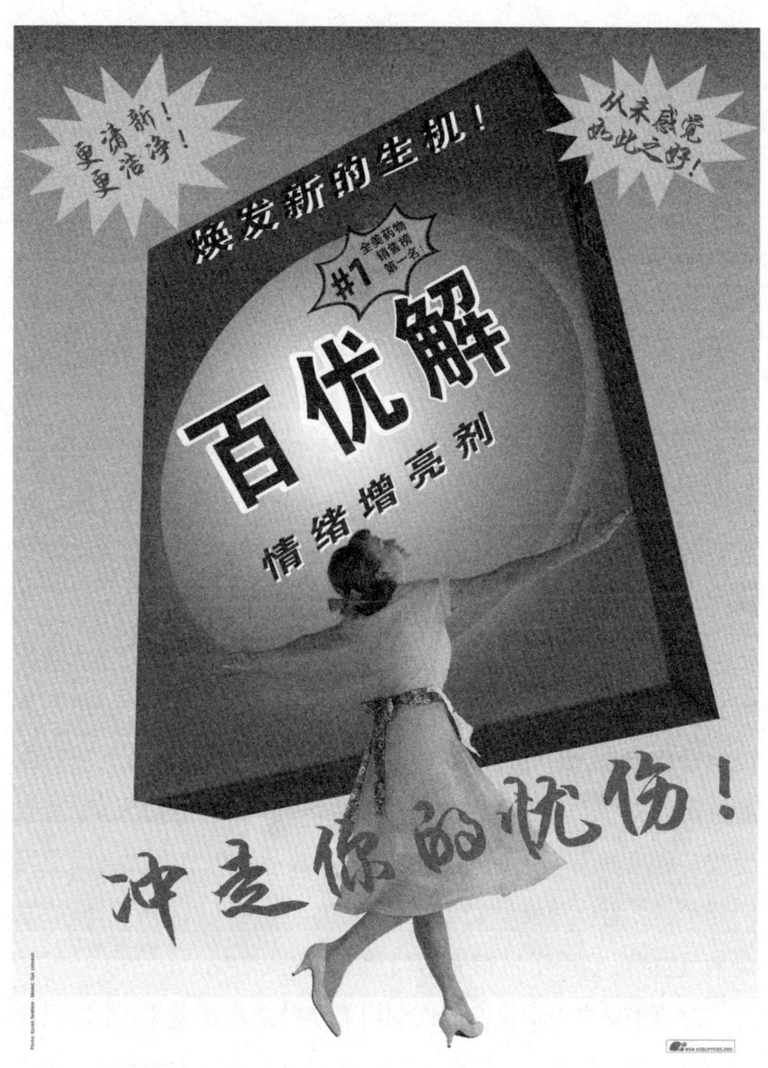

图9 百优解的媒体形象

豚鼠，从而溶解他认为是毒素的东西（尿酸）。凯德的假设并没有得到证实，但他注意到，接受锂溶液注射的豚鼠变得不再那么精力充沛，行动也慢了下来。凯德认为，锂可以用来治疗精神疾病，于是开始用它来治疗许多躁狂症、精神分裂症和抑郁症的患者。他发现，锂对躁狂的患者有显著的效果，但对其他症状的效果很有限。急性的躁狂症状得到了有效的治疗，凯德甚至给他患有躁郁症的弟弟服用了锂盐。

最初，凯德的工作并没有给躁狂症的治疗带来重大的变化。直到几年之后，丹麦精神病学家莫根斯·施通过科学试验才证
78 实了凯德的观察结果，即锂可以让躁狂的患者平静下来。然而，锂获批投入治疗的事宜再一次经历了延迟。这在一定程度上是因为，人们最初还不清楚锂的治疗剂量应该是多少，而过高的剂量可能会导致潜在而致命的锂中毒。同时，由于锂是一种自然产生的物质，制药公司几乎没有动力去生产锂的片剂，因此没有制药公司能够申请到专利，也就无法真正从中获利。

如今，锂主要用于治疗双相情感障碍，并且得到了广泛的使用。与抗抑郁药相比，锂是一种更好的抗躁狂药物。它并不是情绪稳定剂的唯一治疗选择，因为它的处方必须伴随定期的血液检测和监控，以防产生毒副反应。因此，在不同的国家，它的受欢迎程度也有所不同（例如，它在欧洲的使用情况比美国更为广泛）。其他一些能够稳定细胞膜的药物也可以被用作情绪稳定剂，包括最初用于抗惊厥的药物（如丙戊酸钠）。

时常有人提出，我们应该利用天然盐的潜在效果，比如锂盐（见专栏7）。他们认为，我们可以增加每个人对锂的摄入，如同利用对水的氟化处理来防止蛀牙一般。这样的建议常常紧随媒体的某些报道而来，比如，2009年12月，日本大分市的一项研究报告显示，在自来水锂含量较高的地区，自杀率较低——因此，
79 有人便建议在饮用水中添加锂。

专栏7　含锂补药

1920年代，锂曾经被作为一种补品推向市场。

豪迪公司的查尔斯·莱珀·格里戈发明了一种含有柠檬酸锂的开胃/解酒疗法，他称之为"围兜牌锂盐柠檬酸橙苏打水"。这个名称后来被更改为"七喜"（尽管它已经不再含锂了）！

心理治疗：从弗洛伊德理论到当代实践

早在1930年代之前，精神病院的患者们就已经在接受心理干预和谈话治疗了，这是住院治疗的一部分。然而，弗洛伊德认为，与患者进行交谈，并不仅仅是一种表达同情和支持的方式。他认为，如果以某种心理学理论为基础来引导谈话，便可以带来治愈效果。这就是所谓的精神分析。尽管目前对精神分析的看法呈现出严重的两极分化趋势，但使用这种非物理、非药物的疗法来治疗抑郁症，的确是最为重要的创新之一。我们将简要概述弗洛伊德的方法，然后讨论当前的心理治疗干预，以及广泛使用这些疗法可能会遇到的一些问题。

弗洛伊德运用他关于心灵以及自我防御的理论来引导谈话。他认为，我们应当关注那些呈现出无意识冲突的症状，这一点至关重要。这种治疗费时甚长，每周数次，持续多年。在治疗过程中，患者躺在沙发上面，而弗洛伊德则坐在患者脑后，因此不在患者的视野之中。弗洛伊德会鼓励患者谈论他们想到的任何事情（弗洛伊德称之为自由联想的过程），患者也可以描述自己的梦境。治疗师被训练得“像一块空白画布”，患者因此便可以投射他们过去存在的问题，或者重新体验关系之中的冲突。治疗师的技能在于对患者在治疗中所说的话语或所做的事情做出诠释。弗洛伊德认为，这个过程可以让患者对其生活中的无意识冲突产生理解和洞察，而正是这些冲突导致了他们所体验
80 到的症状。弗洛伊德深信，发展洞察力可以解决症状，并且能够帮助患者继续更健康的个人发展。

弗洛伊德的批评者们指出了精神分析模型的许多弱点，很容易看出这种方法有许多缺陷。然而，弗洛伊德开展精神分析的那个时代值得铭记，如果我们粗略地看一下当时的治疗原理，以及当时各种物理治疗的性质，任何理性的观察者都会得出这样的结论：当时的物理治疗也同样具有缺陷。也许另外一个观察结果更能说明问题：随着时间的推移，相较于精神分析，大多数物理疗法演变得更多。此外，关于精神分析，还有另外一个言之有理的批评意见，那就是它的受众可能会成为一个相当排外的团体。这不仅仅是因为大多数患者需要为长达数年每周数次的私人治疗付费，还因为他们需要能够详细地表达自己的情感和困难——这可能意味着这些患者需要具有一定的收入和教育水平。由此便产生了这样一种说法，即这些谈话疗法的最佳候选者乃“YARVIS”患者——年轻、善于表达、富有、伶牙俐齿、聪敏以及成功。围绕着这样一个概念进行更深层的思考，我们会发现，虽然洞察力和自我意识的发展也许是有益的，但它可能并不会自动促进人们在行为或应对方式上发生改变。

如今，我们还可以看到许多较为短程的干预措施，如心理咨询、人际关系疗法（IPT）和认知行为疗法（CBT）等等，它们均

比弗洛伊德式的分析更适用于广泛的抑郁症患者群体。此外，IPT和CBT等干预措施不仅可以帮助人们理解自身的行为和反应，还发展出各种具体的治疗技术，能够清晰地聚焦于改变患者的行为，降低未来抑郁发作的风险。这些疗法还强调，患者和治疗师是改变过程之中的合作者，他们之间的关系比精神分析中采取的关系更加平等（精神分析治疗师显然处于掌权的地位）。同时，结合多种治疗模式的新疗法也在不断发展，例如，认知分 81
析疗法（CAT）就结合了精神分析和CBT的一些理念。

正念代表了一种新的主流疗法，它主要是一种新的冥想方式，在历史上，许多宗教都对此有所实践。正念疗法鼓励个体对自身每时每刻身体的感受、想法、情绪以及周遭的环境进行觉察。该疗法采用整合放松以及其他的一些干预措施，帮助人们对自己的想法和感受采取不带评判的态度，并通过接纳和适应来减轻压力。如果将其作为一种长期的习惯加以坚持，便可以防止抑郁症的复发，对那些之前经历过反复发作的抑郁症患者而言，这种方法尤其有效。

媒体报道认为这些心理治疗比药物治疗更受欢迎。然而，公众对这些治疗方式的热情并不是普遍的，有研究证据表明，约有30%的患者不愿接受心理治疗或无法完成疗程。有趣的是，这个比例与拒绝或放弃抗抑郁药物治疗的比例非常接近。所有疗法的运用都存在一个障碍：并非每个抑郁的个体都愿意接受谈话治疗，接受治疗的内心渴望也并不能保证每个个体都能从这些治疗中得到好的结果。

一些受人尊敬的科学家和许多科学期刊对心理治疗益处的实证仍然持将信将疑的态度，这是人们接受心理治疗的另一个障碍。研究人员和杂志期刊对心理治疗效果的缄默态度，部分原因似乎是这些治疗（与国际的、多中心的药物研究相比）尚缺乏大规模的临床试验。然而，心理治疗方面的研究存在这样一
82 个问题：制药公司愿意为药物研究提供资金，但没有大型企业愿意为心理治疗的试验提供大规模的资金。如果无法获得资金，也就无法开展长期、多国和多中心的治疗研究，我们也就难以累积有力的证据来证明如何才能以最好的方式将心理治疗运用于临床实践。

在心理治疗的相关研究中，研究人员很难实施理想的质量控制水平。在不同的国家和不同的治疗中心，药片的成分可以完全相同，医生开出的处方也可以几乎完全相同。如果患者对这种治疗没有反应，我们可以立即核查他们服用的药物剂量是否适当，服药的时间是否充足。而这一点在心理治疗中是很难实现的，也会让我们担忧治疗究竟是如何进行的，并带来与研究者忠诚度（例如，发明某种疗法的临床中心比其他中心显示出更好的研究结果）以及可推广性（我们能够在不同的地方让不同的治疗师精确复制某种治疗模式的能力）相关的潜在偏见。

关于心理治疗的循证研究，某些批评意见纯属牵强附会，但可以肯定的是，心理治疗的益处、可接受性以及提供高质量治疗的容易程度常常是被夸大的。同样明显的是，人们对心理治疗的副作用或不良反应缺乏应有的关注。英国的格利尼斯·帕里及其同事所做的调查等最新研究显示，多达十分之一的个体对心理治疗存在负面反应。

总体而言，药物处方非常便利，药物治疗的有效性也得到更多传统循证研究的支持，而某些地区尚缺乏训练有素的心理治

疗师，这些都意味着：在大多数抑郁症的治疗指南中，相比于药物治疗，心理治疗仍居于次要地位。 83

当下的治疗方法

过去的三四十年间，我们为抑郁症患者所提供的主要疗法几乎没有发生过改变。抗抑郁药是大多数临床指南推荐的首选干预方法，但人们越来越认识到，短程心理治疗也是一个重要的选择。近年来最引人注目的变化，或许是人们转变了“医生最了解情况”的观念，开始承认个体也有权表达自己的治疗偏好，并参与到共同决策的过程之中。个性化的医疗日益受到重视，治疗方法需要得到修正，使之更加适合每一位患者，这与上述转变存在密切的关联。接下来，我们将对这些问题进行简要的讨论。

进入21世纪，许多治疗研究都集中于寻找某些新的抗抑郁药，以期克服急性发作的抑郁症状。研究表明，这些药物开始发挥作用大约需要两周的时间，直到服药六周之后，患者才会有明显好转的感觉；为了尽量减少复发风险，这些药物至少要持续服用三至六个月。这种治疗方法暴露出三个问题：第一，个体并不总是会坚持依从某种服药方案，也并非每个人都会完成整个疗程。第二，只有在个体服用药物的前提下，药物才能发挥效用；一旦患者停止服药，复发的风险便会显著上升。第三，实际上，抑郁症是一种复发性极高的疾病，治疗急性发作只是治疗工作的一部分，因此，如何在未来避免进一步的发作，也应当纳入治疗策略之中。显然，无论在系统层面，还是在个体层面，这些问题都应得到重视。

我们逐渐认识到，抑郁症其实是一种终生疾病，这使得我们

开始尝试复制用于治疗慢性躯体疾病（如糖尿病或高血压）的
84 系统医疗服务。这些慢性疾病管理模型涉及多个关键因素，都对抑郁症患者很有帮助，包括：强调长期结果，而不仅仅关注急性发作；更期望基层医疗或社区卫生服务能够为患者提供“定期检查再通知”系统，确保医疗服务可以更为积极主动地支持和监测患者的治疗进展以及治疗遭遇的任何障碍（而不是把一切都留给患者自己处理等）；更清晰的治疗路径（包括如何决定进入治疗过程的下一个阶段）；共享医疗指南，清晰地提供以下信息——哪些个体应当接受专科医生的服务，哪些个体可以通过基层医疗或其他服务获得最佳的帮助。

这种针对抑郁症的保健和治疗系统已经在不同的国家得到实施，也取得了不同程度的成功。它最主要的好处在于可以帮助临床医生和抑郁症患者以更为长远的眼光来看待抑郁症，并且可以针对不同的患者，用更好的方法为其确定恰当的治疗方法。但是，这个系统也有其不利的一面，即它对个体的偏好以及可能会严重影响治疗结果的个人差异仍然不够敏感。

有的抑郁症患者可以坚持服用抗抑郁药物数月甚至数年，而有的患者却会在服药几天之后便停止用药，这到底是什么因素导致的呢？多年来，人们普遍认为这是由药物的副作用带来的。尽管新型抗抑郁药的副作用相较于早期的药物已经发生了改变，但实际上，完整接受整个疗程的患者百分比在近50年间并没有发生什么变动（60%左右）。此外，研究表明，约有5%的非依从患者从未服用过药剂师开具的处方（因此，他们显然没有体验过任何副作用）。对于抗抑郁药的非依从性，还有另外一种解
85 释：严重抑郁的个体可能对自身的治疗需求缺乏“洞察力”，因

此，疾病使得他们难以认识到哪些事物可以帮助到他们，也降低了他们依从的能力。然而，这个60%的依从率与慢性躯体疾病患者的依从率非常接近，而后者并没有出现任何“洞察力”方面的受损。最后，还有研究者认为，这些不愿意接受药物治疗的患者也许想要选择接受心理治疗；但是，正如我们之前已经指出的那样，拒绝或退出心理治疗的比例与药物治疗的情况相似。因此，我们能得出的唯一结论便是，相较于所谓的“群体经验”或群体本能，个体差异更能解释现实世界中的现象。

理解这些现象的最佳方法之一就是探索健康信念模型。这些模型能够以最为简单的形式探索人们如何理解和应对疾病，以及他们对治疗的看法。虽然个体关于健康的信念可能会反映出他们的文化和背景，但是，我们仍然能够提取出五个反复出现的主题，以帮助我们预测某个人对不同治疗方法的参与程度。面对疾病体验，人们主要会思考以下几个关键问题：

这是什么病？

它是什么导致的？

它可以得到治愈或控制吗？

治疗的时间线是什么？

疾病的后果是什么？

举个简单的例子，有人可能认为他们的问题是抑郁症；它是由大脑的化学失衡所引起的；它可以通过服药来得到治愈；他们可能会担心这种情况会反复发生，给他们的社交和工作带来负面影响。这样的人就很有可能会接受抗抑郁药的处方，并坚

86 持治疗相当长的一段时间。

有些人不相信自己的问题是抑郁症，他们认为自己目前的状态是性格软弱的表现，并且相信“自己振作起来”会一劳永逸地解决他们的问题，这样的人对任何一种治疗都可能产生矛盾心理。或者，有些人可能承认自己患有抑郁症，但他们可能会强调童年创伤损害了他们的自尊，认为自己在面对人际关系压力的时候会非常敏感，很容易感到情绪低落。这类个体可能有着求助的愿望，但可能会拒绝接受药物治疗（或质疑其效用），宁愿接受心理治疗。

这里给出的例子有些绝对化，但它们强调的是，重要的不仅仅是在临床治疗试验中证明哪种治疗方法是有效的，也要在患者前来寻求帮助的时候，探索什么样的治疗对患者来说是有意义的。临床医生必须努力与患者达成合作，采纳患者的视角，以便双方能够对患者面临的问题产生共同的理解，从而对行动的过程做出共同的决定，这一点的重要性自然是不言而喻的。这通常会要求临床医生有意愿调整他们的咨询风格，当然，有些医生会发现自己在这一方面存在困难。有趣的是，这种哲学并不像某些人认为的那么新颖；其实，早在1878年，有一位名叫威廉·奥斯勒的医生就说过：“优秀的医生治疗疾病；伟大的医生
87 治疗患者。”

第六章

当前的争议与未来的方向

有人认为，抑郁症是一种被大量过度诊断的疾病；也有人认为，抑郁症是人类对生活的合理反应，不应当予以医学处理或治疗；还有一些人认为，抑郁症是一种可以被诊断的疾病，但又不赞同目前的治疗方法。我们将会对这些问题进行简要的探讨，然后对抑郁症研究在未来十年的走向做一些思考。

抑郁症被过度诊断了吗？

从本书第一章和第二章的内容可以看出，人类在各种类型的记录里对抑郁症所做出的描述有着惊人的一致。然而，托马斯·萨兹等少数著名的批评者却认为，抑郁症是不存在的。目前，主要的争论并不集中于我们是否可以识别出抑郁症，而在于如何分类或诊断抑郁症、专业人士和公众对治疗的态度以及各种各样关于病因的理论等等。有的研究认为抑郁症被过度诊断了，医生们开出了太多的抗抑郁药物处方；另外的研究却强调抑郁症尚未得到充分的诊断与治疗。具有讽刺意味的是，持有这两种观点的学术论文，其数量居然是不相上下的。不过，所有这些研究都说明，抑郁症经常被误诊或者误治。例如，有证据表明，抗抑郁药被过度使用了，有些个体只是存在短暂的不快乐或
88 抑郁症状，他们不太可能会从药物治疗中获益。而在另一个极端，有证据表明，即使抑郁症被确诊，也可能无法得到治疗。例如，有研究发现，许多患有抑郁症的老年人并没有得到治疗，因为很多人认为，“如果你有很多躯体疾病，而且正在变老，那么感到抑郁是很平常的事情”。这种逻辑是难以理解的；临床医生知道糖尿病在老年人群体中很常见，他们也了解其中的原因，但这并不会导致糖尿病的治疗遭到延误。然而，抑郁症专家们意识到，由于抑郁症这种疾病的病因、严重程度或复杂性在每个个体身上都可能有所不同，因此，即使我们提高了抑郁症诊断的准确性，对患者来说找到最适合他们的治疗方法仍然是个问题。

抗抑郁药有效吗？

自三环类抗抑郁药问世以来，关于抗抑郁药是否有效这个问题一直都存在着争议。对于每一篇认为这些药物有效的研究综述而言，似乎都有相同数量的研究综述表明抗抑郁药并不比安慰剂（如糖丸）更为有效（他们审查的通常都是相同的科学出版物）。然而，2008年，哈佛医学院的心理学教授欧文·基尔希发表了一篇新的评述，认为抗抑郁药对抑郁症的治疗几乎没有任何益处，这篇文章引发了一场舆论风暴。相较于之前的出版物，这篇评述最大的不同之处在于，基尔希和他的同事利用《信息自由法案》，获得了所有SSRI类药物以及新型抗抑郁药的药物试验报告，这些试验报告都是由相关的研究人员提交给美

国食品药品监督管理局（在美国，该组织负责批准药物的发售）的。这意味着，这篇新的评述不仅包括那些证明抗抑郁药物有效的研究，还包括那些证明抗抑郁药物没有任何效果的研究。而后者通常并未得到发表，因此许多之前的研究综述文章都没能获得这些资料。 89

像往常一样，不只是基尔希的评述所使用的数据，对这些研究结果的解释也引发了争议。基本的科学事实表明，抗抑郁药对60% ～ 70%的服用者有益，而安慰剂可能对30% ～ 50%左右的服用者有益。因此，就绝对值而言，相较于没有服用抗抑郁药物的患者，的确有超过20%的患者在服用抗抑郁药物之后出现了好转。然而，关于这些发现有两个重要的警示。首先，对于严重的抑郁症患者而言，富有疗效的是抗抑郁药物而不是安慰剂，但轻度和中度抑郁症患者的获益程度并不明显。有研究显示，抗抑郁药物对轻度和中度的抑郁症有益，但另外一些研究显示，抗抑郁药物并没有比安慰剂带来更为绝对的改善。其次，许多研究的持续时间都很短，只考察了大约六周的改善情况。许多专家认为，这一点削弱了这些研究的有效性，因为在日常的临床设置中，评估的工作并不是这样进行的。通常，这些药物的处方时间会更久一些，而患者对治疗的反应，研究人员也通常是在一段时间之后才开始观察的。

我们可以对抗抑郁药物的处方和益处在四个层面进行深入的评述。第一，关于如何防止制药公司“掩盖坏消息”，我们目前已经取得了重大的进展。在某些情况下，网络上都有相关数据，独立的研究人员可以由此获得临床试验信息。这是我们向前迈出的重要一步。抗抑郁药物是全球第二常用的处方药，这是一个涉及数百万英镑的产业，制药公司提供的信息需要取得公众和专业人士的信任。

第二，在为第二代抗抑郁药写讣告之前，我们需要注意的
是，许多治疗躯体疾病的处方药（如消炎药）从来都没有显示出
90 超过60% ～ 70%的反应率（而这些药物相关的安慰剂反应率也
是30% ～ 40%）。这意味着，治疗躯体疾病的药物和抗抑郁药
物很类似，它们与安慰剂之间可能也只有20%的绝对差异。然
而，公众并不会停止服用这些治疗躯体疾病的药物，临床医生也
并没有停止开出这样的处方。现在的情况是，开具处方的医生
想要将药物使用在那些可以通过这些药物受益的患者身上。

第三，许多针对癌症的治疗方法只对很少的患者群体（例如，一群患有某种肿瘤的病人）有效，而且这种改善常常是很短暂的。因此，我们期待抗抑郁药等一大类药物可以对每个人或每种类型的抑郁症都同样有效，这是不现实的。我们应该向癌症这样的专科领域学习，需要更有选择性地使用不同的抗抑郁药或治疗方法，并找到可能的预测因素，以帮助我们在不同的情况下选择最好的方法。

第四，虽然某些轻中度的抑郁症患者也可以通过服用抗抑郁药物而受益（例如，持续数年的慢性轻度抑郁症患者往往会对药物产生反应），但许多研究再三表明，只有重度抑郁的患者群体才能持续地受益于抗抑郁药物。问题是，在现实世界中，大多数抗抑郁药物实际上是开给那些病情并不那么严重的患者的，也就是说，药物开给了那些最不可能受益的群体。抗抑郁药物是否有效的争论并不会很快地消失，上述问题可能正是部分原因所在。

所有的心理治疗对抑郁症都同样有效吗？

在心理治疗领域，到底哪种方法对抑郁症患者最有帮助，这个问题是存在争议的。例如，心理咨询可能在短期内是有用的，特别是对那些缺乏社会支持或者在社区中缺少密友的个体。然 91 而，心理咨询的作用在会谈结束三到六个月内就会消失。因此，如果我们的治疗目标是长期获益以及预防未来的抑郁发作，那么，旨在帮助人们改变自身行为和应对方式的治疗方法就可能更受青睐。有研究者认为，个体其实可以只是重复地接受心理咨询。这样的观点没有考虑到一个事实，即在短期内治疗会谈可能比药物治疗更为昂贵。只有当抑郁症的长期结果（更少的复发和更好的生活质量）是仅通过接受心理治疗，而不是通过药物治疗或同时接受心理治疗和药物治疗而得到改善时，心理治疗的经济性才能获得有关证据的支持。

尽管认知行为疗法、行为激活、人际关系疗法或家庭治疗等疗法都声称自己可能具有疗效，但事实上，这些疗法所包含的许多元素都与其他所有有效的疗法（有时会被称为实证支持的疗法）所描述的元素一致。这些疗法共享的元素包括：与抑郁症患者形成积极的工作联盟；从一开始就与患者共享治疗的模型和计划；帮助患者积极地解决问题；等等。考虑到这些疗法之间存在重叠的程度，很难在实际中用某种受到实证支持的疗法代替另外一种疗法。此外，很少有预测因素（除了症状的严重程度和个人的偏好）能够持续地表明，哪些个体对药物治疗没有反应，却会对某种心理治疗产生反应。

在不同的患者群体（由年龄或情绪障碍类型等因素所定

义）以及不同的国家和文化之间，要想确定某种疗法具有短期和长期的效益，其实也需要一些时间。例如，尽管人们热衷于正念，但是截至2015年底，正念在成人抑郁症患者身上开展的高质量研究试验尚不足20项，而且其中大多数研究的参与人数还不到100人。虽然使用正念治疗抑郁症患者出现了鼓舞人心的
92 迹象，但其研究范围却仅限于主要居住在欧洲和美国的2 000名患者，因此，我们几乎没有足够的理由就此改变国际上的治疗指南。

辅助和替代治疗

抑郁症常常是人们寻求辅助或替代治疗最为常见的原因之一。辅助医疗涵盖面极广，包括草药、矿物质以及物理治疗（如针灸、灵气疗法和锻炼）等等。

寻找替代治疗的行为，可能反映出某些人对常规治疗的不满，而对另外一些人而言，这些方法可能更加符合他们的健康理念模型或哲学。例如，顺势疗法为许多个体提供了更为个性化的建议，明确地关注到了整个人，人们可能觉得这一点正是主流治疗所缺乏的部分。如前所述，预期自己可以从某种治疗中获益可以占到反应率中的30%。因此，无论是常规治疗还是替代治疗，都可能存在“安慰剂效应”。然而，2010年，英国下议院科学与技术委员会得出结论，没有一致或可靠的证据表明顺势疗法比安慰剂更为有效，而关于顺势疗法如何或为何产生效果的相关解释，也并没有科学的可信度。虽然这可能会惹恼某些我们尊敬和欣赏的人，但我们对这份报告深表赞同，因为我们觉得那些所谓支持顺势疗法的证据实在是令人难以置信。

很多人认为，草药是纯天然的，因而自然就是安全的。这是他们支持草药疗法的主要原因之一。但是，这种观点并不总是正确的。传统草药存在一个问题，它不像其他常规药物那样可以接受监管或测试，这意味着，如果同一种草药疗法有两种不同 93
的非处方制剂，它们的剂量或效力可能存在着20倍的差异，或者，它们可能又各自包含了一系列其他的添加物质。其次，许多草药都有毒副作用，典型的例子就是圣约翰草（SJW）。这是一种金丝桃属植物的提取物，在历史上，它一直被描述为一种抗抑郁药物。尽管临床试验结果表明，SJW对抑郁症的作用相当微弱，但它可以使一些轻度抑郁症患者受益。然而，它的缺点是，它会与某些酶系统发生交互作用，而这些酶系统负责着许多其他药物的代谢（即SJW会改变其他药物的血液浓度和效力），例如，它会降低口服避孕药的效力。此外，它还会减少人体对铁的吸收，增加贫血的风险。因此，我们对纯天然药物的热情，必须与这样一种认识相互平衡：很少有物质是真正没有任何副作用的。

对某些临床抑郁症患者来说，目前最有前景的替代治疗也许是锻炼，这种方法正得到越来越多主流临床工作的采纳。对于大多数人而言，无论是否经历过抑郁症，他们都已知晓运动的好处。确实，公共卫生运动正在积极宣传人们“离开沙发”的必要性，并打出了“坐着就是新型吸烟”等标语。许多研究都表明，锻炼对心理和身体健康都颇有好处。然而，定期锻炼是否可以减少临床抑郁，这个问题并没有得到回答。我们选出30项最好的研究，然后将其数据结合起来，发现答案是肯定的。证据就是相较于不接受任何治疗，锻炼可以改善抑郁症的症状。但是，目前关于这一主题的研究并不够理想（研究的设计或参与临床试验的参与者样本存在着诸多问题）。

对轻度抑郁症患者来说，锻炼作为唯一的治疗方法可能最
94 为有益。这并不意味着其他抑郁症患者无法通过锻炼获益，而是说，某些严重抑郁的个体可能很难动身前往健身房，更不用说执行锻炼计划了。这些个体可能首先需要接受药物治疗，待到症状有所改善之后，再试着参与锻炼。对某些个体而言，如果锻炼改善了他们的情绪，这种方法便可能是一个很好的选择。但是，有些严重抑郁的个体参加锻炼之后会感到更加沮丧，或者在参与锻炼项目时，总是因为觉得自己“不够努力”而感到内疚，对他们而言，锻炼未必是一个好的选择。

关于锻炼干预为什么会对抑郁症的治疗有益，目前有几个言之有理的观点。在心理层面，锻炼可以有效打断人们的消极思维和反刍；当他们发展出一定的技能，并且可以掌握特定的活动，他们的自尊也会有所改善。在社交层面，他们可能会重建或改善自己的社交网络。在生理层面，锻炼可以改变内啡肽的水平，另外还有新的证据表明，锻炼或许能够改变单胺水平，或降低皮质醇的水平。这意味着，抑郁症患者可以通过锻炼来逆转自己身上出现的一些生物学改变。

药物的未来发展

正如前文所说，抑郁症的理论模型之间尚存在一些分歧，而当前治疗抑郁症的药物也存在一些缺陷。和其他医学学科一样，精神病学正在继续探索和修正着这些理论，即抑郁症是如何发展而来的，如何识别那些容易罹患抑郁症的个体等。20世

纪下半叶，研究人员发现，抑郁症的发展变化会涉及某些生理系统，而这些系统之间又存在着种种联系。也就是说，单胺和应激激素系统是彼此关联的，而且，对这些系统的活动、遗传和心理 95
易感性以及环境因素有着双向影响。21世纪初，研究人员还将注意力转向了单胺系统和HPA轴与昼夜节律以及免疫系统之间的联系。虽然对这些主题详加讨论会超出本书的范畴，但我们仍想对这个最新研究领域的若干关键元素加以强调，并以此说明它将会如何帮助我们发现目前急需的最新治疗方法。

情绪障碍和昼夜节律

有证据表明，有些人是百灵鸟，每天都会早早起床；而另外一些人则是天生的夜猫子。这些睡眠–觉醒模式还会随着年龄的变化而有所不同。诸位读者肯定都亲眼见过，有些青少年有一种惊人的能力，可以一直睡到午餐之后，但整个下午仍会抱怨自己很累，然后又可以熬夜到第二天凌晨（这表明他们的24小时睡眠–觉醒活动模式已经发生了改变）。此外，你自己可能也经历过倒班制的工作或长途飞行之后的时差反应。不同个体或同一个体在不同情况之下所表现出的睡眠–觉醒模式，可以通过昼夜节律系统或体内生物钟的活动做出一定的解释。

英文的昼夜节律（circadian）一词源于拉丁语，意思是大约（circa）一天（diem）。某些化学物质和激素会在我们体内得到规律的释放，严格地控制着我们体内的诸多过程。睡眠–觉醒周期就是最为明显的例子，而血压、体温和许多其他的生物功能在一天之中也会发生精确而规律的变化。此外，就像管弦乐队一样，这些活动是需要同步进行的，如果激素分泌的顺序或昼夜节

律活动的模式遭到中断，会导致个体的情绪、睡眠、注意力、食欲和精力发生显著的变化，这些表现与抑郁症的临床症状非常相
96 似。昼夜节律系统的紊乱也会导致某些人出现肥胖、糖尿病和某些类型的癌症等疾病，这表明它对生理和心理健康都具有重要的作用。

有证据表明，昼夜节律异常和情绪障碍之间存在着某种关联。首先，基因（比如所谓的生物钟基因）对个体体内生物钟的设定发挥着重要的作用；在有情绪障碍病史（如抑郁症和躁郁症）的家族中，某些生物钟基因类型的出现超过了我们的预期；相较于那些没有抑郁的个体，患有情绪障碍的个体所具有的某些生物钟基因似乎对这个系统的控制力更弱一些。其次，众所周知，昼夜节律对环境的变化非常敏感：日照时长、社会因素（如规律的生活方式）和某些类型的生活事件都会显著影响个体的节律。最后，调节昼夜节律系统的脑区与调节应激激素和单胺类系统的脑区之间存在着明显的联系，参与睡眠调节的主要激素（被称为褪黑激素）水平可以在许多SSRIs和其他抗抑郁药物的作用下得以提升。综上所述，这些发现促使许多研究人员提出，个体生物钟的异常可能在情绪障碍的发展中发挥着重要作用。

这些发现激发了人们对时间生物学（主要研究周期性的生理现象）的兴趣，目前正在进行的许多研究涉及情绪障碍患者的白天活动和夜间睡眠模式的变化。这种研究得到这样一个事实的帮助，即人们能够一周七天全天候佩戴一种手表式的活动记录仪（一种研究设备，看起来像普通的手表，可以戴在手腕上测量人体的各种指标），同时可以正常生活。这意味着，我们也许

可以记录他们的生活模式和习惯，从而获得自然或真实世界的信息。这些所谓的生态学研究可以证明，对情绪障碍患病风险较高（比如有严重的家族病史）、正在经历抑郁发作以及有抑郁发病史（但目前处于健康状态）的个体而言，他们的睡眠模式与其他没有这些特征的个体都存在着差异。这些研究还表明，如果睡眠受到了干扰，个体便可能会在第二天出现情绪低落、注意力下降、思维反刍以及活力降低等问题，而改善睡眠有助于扭转这些趋势。

昼夜节律的相关研究增加了人们对时间生物药剂（可能影响昼夜节律系统的药物）和时间治疗学［光疗和失眠的认知行为疗法（CBT-I）等干预措施］的兴趣。目前已经出现了一些关于抑郁症治疗的重要研究，对褪黑激素或某些模拟褪黑激素作用的合成化合物所产生的效果进行了考察。治疗失眠症的心理治疗（如CBT-I）也可以用于治疗双相情感障碍，基于网络的互联网项目也可以用于那些出现情绪障碍的年轻人，帮助他们改善睡眠活动的模式。光疗是指通过光盒和某种经过特殊设计的眼镜（可以阻挡蓝光）来提供治疗。目前有学者正在探索光疗在抑郁症、双相情感障碍和季节性情绪障碍（根据季节而变化的情绪障碍）患者身上的运用。所有这些方法似乎都为新的治疗形式开辟了途径。

抑郁症和免疫系统

抑郁症并不是一种传染性疾病，但是，对于急性抑郁发作的患者以及那些在青春期发展出抑郁症的孩子来说，他们体内的某些蛋白质（即炎症标志物）会有所增加。研究人员已经发现，

这些炎症因子会影响大脑的各种活动，而这些活动被认为与抑
98 郁症有重要的联系，包括可以改变单胺活动、皮质醇受体反应和海马体的神经可塑性（神经可塑性是指大脑形成新神经连接的能力）等。彼得·琼斯教授和剑桥大学的研究人员认为，早期的生活逆境和压力会导致个体体内的炎症标志物水平出现持续的升高。此外，如果个体体内的炎症标志物水平持续升高，或者对压力表现出过度的炎症反应，那么，这些个体罹患抑郁症的可能性大约是炎症标志物水平较低个体的两倍。

即使处于健康的身体状态，我们的血液中也会存在一些炎症标志物（特别是像白细胞介素-6这样的物质）。然而，当我们受到感染（比如普通的感冒），我们的免疫系统就会开始发挥作用，与感染作斗争，炎症标志物就会被释放出来。这些物质也会作用于大脑，由此便产生了“疾病行为”（恶心、发热、食欲不振、远离自然和社会环境），其中的许多反应都与抑郁症的症状相互重叠。疾病相关的行为与抑郁症的区别在于，前者是身体对感染的适应性反应，一旦感染得到解决，行为和症状就会停止。抑郁症患者的情况却并非总是如此。那些长期处于抑郁状态的患者，他们的炎症标志物均普遍处于较高的水平。

与昼夜节律系统一样，免疫系统的异常也与精神和躯体障碍有关。例如，我们知道，抑郁症患者罹患心脏病和糖尿病的风险更高，研究表明，炎症标志物水平升高会增加普通人罹患这些疾病的风险。免疫或昼夜节律异常是否能够解释情绪障碍和特定躯体健康问题之间的联系，便是我们未来的研究目标之一。我们之所以对免疫系统和节律标志物深感兴趣还存在着另外一
99 个原因，那就是我们可以对它们进行客观的计量，因此，研究人

员可能会借由它们开发出类似于普通医学中常规使用的实验室测试技术，以帮助我们识别那些处于某种疾病风险之中的个体，或者帮助患者确定最佳治疗方案。

心理治疗的未来研究方向及其与神经科学的联系

对于心理治疗在抑郁症方面的使用价值，很多人抱有怀疑的态度，其中一个原因是，我们目前很难确切地证明究竟是哪些因素使这些干预措施对患者产生了益处。许多人由此声称，我们看到的那些改善其实类似于安慰剂效应，或者说，仅仅是有人在困难时期向这些患者提供了支持，让他们得以倾诉的结果而已。然而，我们也能够清晰地看到，对抑郁症患者最有帮助的心理治疗可以帮助人们改变他们的思维、情绪反应和行为方式，尤其是当人们面临生活压力的时候。这表明，有效的心理治疗包括学习新的技能（例如改变个体的应对策略）和修正个体对应激源的自我认知等。因此，心理治疗的研究人员已经开始在他们的研究中将心理学、社会学和神经科学的方法结合起来，探索与抑郁症相关的潜在大脑活动，以及这些大脑活动在治疗期间和康复之后是如何发生变化的。

这种研究策略最为著名的倡导者之一便是埃里克·坎德尔。2000年，他因为研究学习和记忆的生理学基础而获得了诺贝尔奖。虽然他以基础科学家的身份而闻名，但他最初接受的训练却是精神分析，这可能是他的贡献如此引人注目的原因之一。坎德尔一直都在强调，我们所说的心智其实可以被理解为大脑的活动，所有的心理过程（即使是最复杂的部分）都来自大脑的运作。他认为这个理念是极为重要的。坎德尔并不是唯

一一个讨论这些问题的学者，但他清楚地说明了神经科学（特别
100 是神经科学对脑成像技术的使用）如何让研究人员得以发展出新的方法来探索心理过程，确认抑郁症患者的大脑可能会发生的变化，以及研究如何通过抗抑郁药物或心理治疗来改善这些变化。如果我们想要揭示特定心理功能和特定大脑机制之间的联系，以及它与遗传、生物学和心理社会模型之间的联系，这种类型的方法是至关重要的。

2008年，坎德尔发表了一篇论文，为精神病学建立了新的知识框架。他认为，研究已经反复证明，基因产生的影响是不固定的（之前的观念认为，我们通过遗传获得的行为模式是无法改变的，这个观点其实是错误的），而且我们已经得知，内部刺激（身体内部的事件）和外部事件（压力、学习和社交等）都会影响大脑的发育。重要的是，所有这些事件都可以改变“基因表达”（这被称为表观遗传调控）。学习和经验会对基因表达带来变化，反过来又会影响神经元的连接模式，并导致大脑发生解剖学层面的变化——这个过程是持续一生的。

关于大脑的这种可塑性，有一个经常被引用的简单例子，来自一项针对伦敦出租车司机的研究。在试用期，这些准出租车司机必须学习伦敦的详细路线图（这被称为**知识**），这可能需要四到五年的时间才能实现。研究人员通过脑部扫描证明，这些路线图的学习需求刺激了大脑的发育，结果发现，学习这些**知识**的个体大脑中的海马体大小有所增加。此外，扫描结果还显示，他们的记忆中枢（海马体）得以增长是高强度训练的结果（这并不是说，已经拥有较大海马体的个体更有可能决定成为一名出租车司机）。在临床研究中，我们已经发现，如果个体在早期生

活中受到忽视或剥夺，大脑皮层（大脑的大脑叶）的正常发育便可能会受到阻碍，这种影响包括与情绪反应、恐惧和对危险做出 101
反应的相关脑区所具有的调节能力遭到了削弱（这些脑区就是边缘、中脑和脑干区）。

这些研究对抑郁症以及心理治疗研究具有多个层面的重要性。首先，对抑郁症患者而言，某些生活经历可能会导致大脑神经网络出现生长（或收缩），而在压力的作用下，这些神经网络便会被重新激活。正如研究人员卡拉·沙茨所说，这个现象可以被描述为“互相放电的神经细胞相互联系在一起”。这个模型为我们的认知结构（比如基本信念以及调节情绪的能力）提供了潜在的神经基础。此外，它还为神经可塑性和大脑内部相关物质的研究提供了重要的见解，后者比如有某种被称为脑源性神经营养因子（BDNF）的蛋白质，这种蛋白质可以刺激新的神经细胞生长，并且提高它们的健康功能和生存时间。有趣的是，研究报告显示，BDNF水平的升高可能与持续的运动、心理治疗或服药相关。

坎德尔认为，在心理干预中，通过学习可以产生长期的行为变化，而这种变化反过来又会导致基因的表达发生变化，从而改变神经突触之间连接的强度，并导致大脑的结构发生改变。目前，研究人员正争相尝试使用新的技术来验证坎德尔的观点是否正确，并检验心理治疗是否以这种方式产生作用，以及，如果坎德尔的观点是正确的，心理治疗引发的变化又会发生在什么部位（见图10）。研究人员也在尝试研究，心理治疗所产生的结构性重组，究竟发生在抑郁症所改变的脑区，还是在其他不同的脑区（如果是这样，就可能意味着心理治疗在脑区带来了代偿性

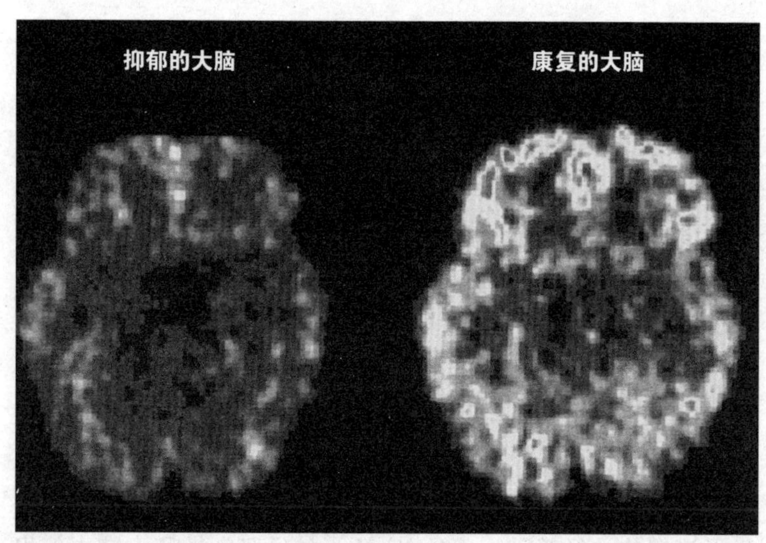

图10 理解心智和大脑。这种大脑扫描(使用正电子发射断层扫描或称PET)可以为我们提供一个窗口,用来观察抑郁症患者接受16次心理治疗前后的大脑活动。左边图像显示的是某个人出现抑郁时的大脑,右边图像显示的是治疗成功之后的大脑。

的变化)。最后,研究人员正在对接受心理治疗或药物治疗的个体展开对比研究,通过比较他们的脑部扫描结果,以确定不同的治疗方式对大脑的影响究竟是相似还是不同的。

102 目前的研究得出了极为有趣但并不一致的结果。例如,一项来自芬兰的研究表明,抑郁症涉及大脑的某些额叶区域对血清素的摄取出现了减少的现象,而且,患者接受心理治疗之后,这种异常的现象便得到了纠正,但未接受心理治疗的患者却没有发生类似的变化。来自北美的研究表明,在接受一段疗程的认知行为治疗和人际关系治疗之后,患者的大脑活动所发生的变化是相似的(这表明它们可能对相似的脑区产生了相似的影响),但这些变化与抗抑郁药物带来的效果并不相同。在某些

关于认知行为疗法的研究中，人们发现，大脑额叶某些部分的
血液流动发生了变化，而这些区域与情绪和想法的评价功能相
关。研究人员解释道，这些变化之所以会发生，可能是因为个体
如果从抑郁中得以恢复，思维反刍的次数就会相应地减少。这
项研究目前还处于起步阶段，要想确认这些解释还需要一段时
间。然而，这种科学的方法为我们提供了一种前景，也就是说，
我们也许可以识别出哪些个体会对哪种抑郁症的治疗方法做出 103
反应，同时，这些研究也能显示抗抑郁药物或心理治疗如何使大
脑发生变化，从而使患者从抑郁症中恢复过来。这项研究已然
引起了精神病学、心理学、普通医学和神经科学等多个领域许多
科学人士的关注，这也是意料之中的事情。 104

第七章

现代社会的抑郁症

没有任何年龄、性别或社会群体可以对抑郁症免疫，即便我们已经在使用严格的标准来定义临床抑郁症，它仍然是一种极为常见的人类体验。因此，我们应当仔细考量抑郁症所带来的全球影响，以及世界卫生组织和世界银行等主要国际机构如何评估抑郁症对现实世界的影响和社会的经济成本。这项工作的结果已经开始影响许多国家的政府决策，也在激励着我们开展国际合作，采取更为积极的措施来应对抑郁症。同时，它也促进我们对劳动人口的抑郁症问题展开新的思考，并引入了“精神资本”等概念。劳动者不愿寻求帮助，可能是由于抑郁症所带来的病耻感，我们需要思考它究竟会如何削弱个体接受治疗的意愿，并且可以从抵抗偏见的运动中学习经验教训，这是非常有用的。最后，我们简要地考察了天才和疯狂的概念，看看是否有任何证据能够证明创造力和情绪障碍之间存在着联系。

衡量全球疾病负担

数十年来，衡量人口健康状况最常用的指标便是特定地区（某个地区或国家）每1 000人的死亡率。然而，自1980年代起， 105
我们发现了一个越来越明显的现象：要想了解某种疾病给社会造成了什么样的个体、私人和经济负担，死亡率并非最为有效的指标。例如，某些疾病虽然并不会立即导致个体的死亡，但它们可能会常年损害个体大量的日常功能，导致他们无法加入就业市场。此外，他们的疾病还可能会对家庭成员产生重大的影响，家人们不得不从自己的工作中抽出时间，为患者提供照顾和支持。为此，世界卫生组织和世界银行联合委托研究人员开展了“全球疾病负担研究”。这个项目的目标是对与一系列身心障碍有关的个体和社会负担进行更有意义的评估，并制定一套衡量健康状况的全新标准，即伤残调整生命年（DALY）。研究人员认为，DALY可以反映个体由于患病而失去健康的年月所导致的联合效应（这种方法可以测量疾病所导致的持续失能状态），以及某一人群之中与特定疾病相关的死亡率（通过统计过早死亡的人口来进行测量）。这项工作目前已经广为人知，这个研究小组的出版物也被广泛引用，其中便包括默里和洛佩兹的著作（已列在“参考文献和扩展阅读”之中）。这部著作尤为重要，它表明，那些给全社会造成最大负担的健康问题，与造成死亡的主要原因有着很大的不同。

从世界范围来看，共有六种精神卫生问题被列入了十大最令人难以承担的疾病。在所有年龄组全部的躯体和精神疾病之中，这六种疾病总共占去了DALYs总量的28%。如专栏8所

示，当我们把负担的评估范围仅限于生活在发达国家的19～45
106 岁的成年人时（占世界总人口的75%），抑郁症排在了第一位，
超过了其他所有的躯体和精神疾病（双相情感障碍排在了第六
位）。此外，除去撒哈拉以南非洲地区，抑郁症是影响世界其他
所有地区DALYs的最重要因素。

专栏8　19～45岁成年人全球疾病负担十大原因

	总伤残调整生命年（DALYs）/百万	占总DALYs的百分比/%
全部原因	472.7	
单相抑郁症	50.8	10.7
缺铁性贫血	22.0	4.7
跌倒	22.0	4.6
使用酒精	15.8	3.3
慢性呼吸道疾病	14.7	3.1
双相情感障碍	14.1	3.0
出生异常	13.5	2.9
骨关节炎	13.3	2.8
精神分裂症	12.1	2.6
强迫症	10.2	2.2

（改编自默里和洛佩兹于1996年出版的《全球疾病负担》）

该研究还探讨了不同疾病相关的负担模式在未来会发生
何种变化。其中一个惊人的发现是：随着我们开始根除那些夺
去非洲儿童生命的疾病（如疟疾），越来越多的人会存活下来，
107 进入成年早期，这意味着越来越多的人会进入抑郁症和双相情

感障碍发作的高峰期。因此，研究人员对2020年的可能情况所进行的预测结果是，因为抑郁症而丢失的DALYs将会进一步上升，最终达到DALYs总量的15%。由此，在各大洲所有年龄群体全球疾病负担的世界排名之中，抑郁症的名次仅次于心脏病。此外，一位名叫戈尔的研究员最近在《柳叶刀》杂志上发表的一篇文章已经指出，抑郁症是全世界25岁以下年轻人中负担最为沉重的疾病（双相情感障碍排名第四）。

我们之所以要详细研究这些信息，是为了强调抑郁症造成的惊人影响，并试图消除一些长期以来的误解，即认为抑郁症是一种小毛病，或者是某种微不足道的性格缺陷等。长期以来，抑郁症都被称为“精神病领域的普通感冒”。“全球疾病负担”研究表明，这种类比未能反映出现代世界中抑郁症体验的现实，它过于天真，而且非常危险。抑郁症的确非常普遍，这一点和普通感冒一样；然而，抑郁症并非某种温和或自我限制的疾病，如果我们忽视它，它并不会从我们的社会中自行消失，这一点与普通感冒是不同的。

抑郁症的经济学：工作场所的抑郁症

研究表明，对很多人而言，就业对抑郁症的发展可能具有保护作用，而失业或社会经济剥夺等应激因素可能会增加个体罹患抑郁症的概率。然而，这并不意味着充分的就业便可以让每一个人都避免变得抑郁。相关的国际调查报告强调，在所有的工作场所，抑郁症都可能是一个严重的问题。据英国健康与安全委员会估计，在21世纪初，抑郁的个体每年损失的工作 108
日约为22天，这个数字远超过罹患其他精神或躯体疾病的个体（其他疾病每年平均损失4～6个工作日）。研究还表明，接受治疗是至关重要的，根据美国2005年的一项研究，相较于没有接受治疗的个体，服用处方抗抑郁药物的个体旷工率要低20%。

旷工只是抑郁症-就业等式的一部分而已。近年来，学术界出现了一个新的概念——“假性出勤”，用来描述那些到工作场所上班，效率却很低下的个体（通常是因为他们的机能受到了疾病的损害）。可以想象，假性出勤是抑郁症患者的常见问题。2007年，美国的一项研究估计，抑郁症患者每周会失去5～8小时的有效工作时间，因为他们所经历的症状直接或间接地损害了他们完成工作任务的能力。例如，抑郁会导致工作效率的降低（由于注意力不集中、身体和精神功能下降、失去信心等原因）以及社会功能受损（由于社交退缩和交流能力下降等原因）。

抑郁的个体在工作中可能会遇到各种各样的紧张局面和困难，尤其是他们的同事可能无法理解他们工作效率低下是因为健康状况不佳，而不是因为他们“没有尽职尽责”。当然，有时候，这种情况会导致恶性循环，因为抑郁的个体很有可能无法保住目前的工作，这会进一步损害他们的自信和自尊。这不仅会减少他们找到新工作的机会，还会成为他们生活中更进一步的压力因素，增加抑郁持续或复发的概率。2010年，美国的一项研究报告称，抑郁症患者的收入水平可能
109 会下降20%，失业的可能性则是普通人的七倍；而且，在经济不景气的时期，这种情况可能会持续恶化。根据欧洲心理健康经济学网络的研究，抑郁症是导致长期失能和提前退休的

主要原因。

经济成本

如果想要理解抑郁症所带来的经济成本，我们便须认识到，经济负担的大小其实取决于我们如何界定临床抑郁症的范围，以及我们的计算将会包含哪些成本。

通常，治疗临床抑郁症的医疗成本远高于其他精神疾病或慢性生理疾病。1996年，英格兰和威尔士国家医疗服务体系进行了一项研究，首次对不同疾病的治疗费用进行了比较。临床抑郁症的治疗成本约为8.87亿英镑，这个数字超过了高血压（4.39亿英镑）和糖尿病（3亿英镑）治疗成本的总和。2013年，一项针对欧洲28个国家4.66亿人的研究表明，在欧洲，抑郁症是花费最高的脑部疾病（占所有疾病成本的33%）。该研究估计，至少有2 100万欧洲人受到抑郁症的影响，每年的总治疗成本为1 180亿欧元（相当于每个居民275欧元左右）。

健康经济学家通常并不会将他们对疾病成本的估计仅仅局限于治疗所需的资金（即健康与社会医疗的直接成本）。全面的经济评估还应该考虑到间接费用。对于抑郁症而言，这包括了与就业问题相关的成本（如旷工和假性出勤以及疾病津贴等）、患者家属或重要他人所产生的费用（例如，离开工作照顾患者有关的时间），以及与抑郁症有关的自杀等过早死亡所产生的费用（即所谓的死亡费用）。2000年，美国的一项研究表 110
明，如果将所有这些因素都考虑在内，抑郁症每年的总成本约为830亿美元，这笔费用超过了2001—2012年之间阿富汗战争的总费用。

来自世界各地的研究一致表明，与间接成本相比，抑郁症的直接医疗成本可以说是微不足道的。例如，来自美国的研究发现，在抑郁症的总成本830亿美元中，直接医疗成本占不到三分之一（260亿美元）。2005年，英国的一项抑郁症研究显示，尽管6个月的医疗服务总成本约为每人425英镑，但间接成本为每人2 575英镑。有趣的是，旷工的成本通常是假性出勤成本的约四分之一。例如，在美国，抑郁症患者因旷工导致2007年的生产力损失了83亿美元左右，而因假性出勤造成的损失则达到了357亿美元。总体而言，抑郁症造成的经济后果至少占欧洲国民生产总值（GDP）的1%。

心理健康与财富：心理资本的概念

在过去的30年间，很多社会已经转向更加基于知识和服务的经济发展模式。一些国际组织，如英国的前瞻政府智囊团和荷兰的提姆布斯研究所发表的报告评论称，人们越来越多地使用头脑，而不是使用双手来进行工作了。《前瞻性报告》试图在更为广泛的人群中发展他们的心理资本和心理健康，并关注着未来20年的工作实践中可能会出现的变化及其可能会带来的威胁（见专栏9）。例如，报告指出，某些个体罹患抑郁症的概率可
111 能会上升，因为他们可能难以适应新的就业需求。该报告的结论是，国家如何发展其心理资本，将会影响其经济竞争力、经济繁荣程度以及国民的心理健康、社会凝聚力和包容性。鉴于抑郁症是旷工和假性出勤最为主要的原因，针对心理资本的相关工作将人们对抑郁症的全球影响所产生的兴趣从其经济成本延伸到了它的经济重要性上。

专栏9　什么是心理资本?

英国的《前瞻性报告》指出，心理资本指的是一个人的认知和情感资源。它包括：

- 个体的一般能力以及学习的灵活性和效率；
- 个体的“情商”，比如社交技能，以及个体在压力之下的适应力。

它反映出个体如何有效地为社会做出贡献，以及如何体验高质量的个人生活。

报告指出，心理资本的概念与金融资本的概念有着天然的关联，以这种方式思考人类的心理，既具有挑战性，也是自然而然的。

荷兰学者里夫卡·维惠岑在其关于心理资本的论文中提到，在过去，身体健康对工作的表现至关重要，但在今天，心理健康变得更为重要。同时，她又使用相关的证据表明，新型工作以及不断被要求提高工作效率所带来的压力，可能会导致更高水平的压力和抑郁。她认为，这或许可以解释“幸福悖论”，即：在世界上那些较为先进的经济体之中，越来越多的个体似乎正变
得越来越不快乐，尽管他们比上一代人过得更好。维惠岑指出， 112
推动经济增长的因素不一定是对心理健康有益的，但心理健康却对经济的进一步增长至关重要。

在英国、荷兰以及其他一些地方开展的工作强调，政府应当制定相关的政策，最大限度地扩大心理资本，促进人们的心理健康。这些研究还提倡，政府应当为劳动人口的心理健康提供个

人和公共的投资。这些呼吁带来了一些举措，比如，在工作场所提供一些筛查项目，尝试发现抑郁症，并提供“内部”心理咨询和治疗服务。人们也开始主动采取措施，以提高民众对抑郁症的认识。这包括试图增加抑郁症患者对治疗的接受程度，同时提高高级管理人员对抑郁症相关问题性质的了解，希望患者能够更为轻松地讨论抑郁症，而不必担心遭遇偏见或污名化。

2005年，英国著名经济学家莱亚德勋爵发表了一篇名为《抑郁症报告》的文章，该文明确使用了与抑郁症的经济成本和经济重要性有关的数据，成功地说服人们针对抑郁症和焦虑症进行治疗投资，以减轻它们所导致的长期经济负担。莱亚德估算，为抑郁症患者提供心理治疗的成本，将被英国就业和退休保障部的储蓄完全抵销，因为我们需要为丧失工作能力的患者支付津贴，而财政部可以通过税收的增加而获得收益（比如，接受治疗后重返工作岗位的个体是可以纳税的）。他提供的数据表明，政府每个月为焦虑症或抑郁症患者支付的丧失工作能力津贴，相当于为他们提供大约10次认知行为治疗的费用（估计约为750英镑）。尽管莱亚德在计算中使用的一些假设遭到了质
113 疑，但他的观点是很有说服力的，而且，这是一个“成本中立”的项目，英国政府已经培训和雇用了多达1万名新的治疗师来治疗抑郁症和焦虑症患者。

病耻感与抑郁症

对于抑郁症的经济成本和全球重要性，人们的认识正在不断加深，也开始致力于为相关的患者提供早期治疗。可悲的是，历史告诉我们，抑郁症仍然是一种“隐形的失能”，因为人们担

心，如果自己向雇主透露病情，可能会招致某些不利的后果。例如，2009年，英国“改变之时”组织（一个试图与病耻感作斗争的组织）的一项调查显示，92%的公众认为，如果承认自己患有抑郁症等心理健康问题，会损害一个人的职业生涯。2005年，一项来自美国的研究得出了类似的结论，该研究显示，25%的抑郁症患者认为，承认自己患有抑郁症会对他们的友谊产生负面影响。

许多抑郁症患者还会认为自己会被医疗保健系统羞辱，这使得他们更加害怕自己会遭到同事或朋友的拒绝。在21世纪，澳大利亚的安东尼·乔姆及其同事已经反复证明，抑郁症患者寻求帮助的主要障碍便是，当他们与健康专家谈论自己的问题时，他们会感到尴尬和羞耻，同时，他们认为许多专业人士会对他们做出消极的反应。世界各地都有类似的发现和报道。

2010年，一项来自中国的研究表明，绝大多数接受基层医疗的抑郁症患者通常只会谈论他们的躯体症状。研究人员评论说，中国的患者可能压抑或掩盖了他们的心理问题，这是因为在他们的文化中，抑郁症会带来一种强烈的耻辱感。抑郁症患者不愿意接受临床服务，或者对自己的心理问题轻描淡写，这可能 114
会导致某种潜在的后果。莱亚德在自己的报告中对此进行了生动的描述：在那些长期受到抑郁症困扰的人群之中（即便症状已经使得他们无法工作），只有不到50%的患者接受了有效的治疗。同样，不论是发展中国家还是发达国家的抑郁症患者，情况都是一致的。

大量研究证实，抑郁症仍然会牵涉社会污名的问题。根据英国社会精神病学家格雷厄姆·克罗福特的观点，要解决病耻感问题，我们需要考虑它的三个关键元素，即：知识问题（无知）、态度问题（偏见）和行为问题（歧视）。很多国家都发起了宣传运动，如英国的“战胜抑郁症”运动、澳大利亚的“摆脱忧郁”运动以及美国的“抑郁症：意识、认知和治疗（DART）”运动。这些全国性的运动都结合了试图提高公众意识以及针对临床医生的干预措施。“摆脱忧郁”运动还开发了一个网站，专门用于提高年轻人对抑郁症的认识，并为他们提供了一些建议，教导他们如何才能获得相应的帮助。

在推行全国性的运动之前，新西兰卫生部对其他国家和地区发起的运动开展了一项极佳的评审工作，评估哪些方法是有效的，哪些又是无效的。他们在报告中指出，通过实施抑郁症预防项目，抑郁症的症状可以改善11%。让媒体（比如大众媒体和电视等）参与运动的好处很难得到准确的评估，但值得注意的是，邀请一些备受瞩目的运动员、女性或某些知名人士谈论自己的抑郁经历，这样的宣传手段的确让公众的态度发生了一些转变（虽然并非所有的国家都会出现这样的改变）。这份评估报告的见解极为有用，帮助我们了解了成功的反污名运动应该具
115 备哪些最为重要的组成要素（见专栏10）。

专栏10　一份关于抑郁症相关运动的评估报告，用于支持新西兰的一项公共卫生运动（2005）

关于人们如何改变自身对健康的态度和行为，以及哪些行为会为抑郁症带来更好的治疗结果，这份报告发现下列知识、信念和态度对抑郁症患者的康复有积极作用：

- 对抑郁症相关症状的了解
- 知道抑郁症的风险因素能够得到改变
- 对求助抱有信心
- 对医疗专业人员（以及他们的角色）的了解和态度
- 对自助和有效治疗的了解和态度
- 家庭和朋友对自助、求助和治疗的了解和态度
- 社会对抑郁症的态度

最后一个需要考虑的问题是，当我们研究病耻感如何对抑郁症患者产生影响时，我们也要认识到，抑郁发作并不能阻止一个人对抑郁症持有消极的看法，这些看法往往反映出他们所属的社区、文化或整个人群对抑郁症所抱有的态度。比如，在经历抑郁症之前，个体可能认为抑郁是个人懦弱的表现等。这种观点会助长自我偏见，使该个体感到羞愧，不愿承认自己的问题，乃至拒绝接受可能对其有益的治疗。

抑郁症与创造力

自古以来，人们都一直在讨论抑郁症和创造力之间可能存在的某种联系。据说，早在公元前4世纪，亚里士多德就曾评论 116
道：“为什么所有在哲学、诗歌或艺术方面杰出的人都是忧郁的？”在现代，情绪障碍领域的著名研究人员凯·贾米森就这个话题写了大量的文章，并出版了《疯狂天才：躁郁症与艺术气质》（*Touched with Fire*）一书。值得注意的是，贾米森指出，尽管有些人刻意浪漫化或夸大了艺术家、作曲家或作家与情绪障碍

之间的联系，但我们对精神障碍在这一层面的潜在积极作用不予考虑是不对的。

对于那些经历过抑郁发作或双相情感障碍的富有创造力的艺术家，在历史上有一个长长的且令人印象深刻的名单。例如，诗人和作家包括威廉·布莱克、拜伦勋爵、约翰·济慈、罗伯特·洛厄尔、西尔维娅·普拉斯、埃德加·爱伦·坡、玛丽·雪莱、罗伯特·路易斯·史蒂文森、列夫·托尔斯泰、马克·吐温和弗吉尼亚·伍尔夫等；艺术家包括米开朗基罗、爱德华·蒙克、乔治亚·奥基夫和文森特·梵高等；音乐家包括莫扎特、亨德尔、舒曼和查理·明古斯等。许多研究人员正试着研究创造力和情绪障碍之间可能存在的联系，例如，哈佛大学的约瑟夫·希尔德克劳特曾试图将一群美国纽约抽象表现主义画家的心理健康问题个人史拼凑起来。《美国精神病学杂志》发表了这项名为《创造力之忧郁画布》的研究，在接受研究的15位艺术家之中，有6～8位可能有抑郁症或躁郁症的病史。其中一些艺术家可能还同时有吸毒或酗酒的问题。另外，这15位艺术家中，有4人过早死亡。高尔基和罗斯科是自杀身亡，而杰克逊·波洛克和大卫·史密斯则死于鲁莽驾驶（一些观察家猜测，这种行为可能意味着他们存在自杀的意图）。

这项小规模的研究虽然很引人入胜，但并不能证明创造力和抑郁症之间存在紧密的联系。要对创造力和抑郁症之间的关
117 系进行科学的研究，我们首先需要给创造力下一个定义（例如，字典里指的是“创造性的能力，源于独创性的思想或表达”）。然后，我们必须以某种方式选择某个富有创造力的人群样本，并使用某种已经建立起来的标准来识别抑郁症或双相情感障碍，

以评估富有创造力的样本中有多少个体经历过情绪障碍。最后，为了真正了解这些样本的情绪障碍发生率是否有所提高，我们还需要招募一个对照组，例如，一般人群中那些并没有被视为富有创造力的个体（不过，理想的情况是，他们的平均年龄和教育经历均是相同的，并且与富有创造力的群体表现出相同的性别分布）。有趣的是，一些业已发表的研究应用了上述某些方法，试图回答这样一个问题："在富有创造力的人身上，情绪障碍的发生率是否比我们预期的要高？"

美国的南希·安德瑞森和阿诺德·路德维希分别在1980年代和1990年代进行了两项关于创造力与情绪障碍的著名研究。安德瑞森研究了30名作家（包括男性和女性）和30名对照组的实验对象（根据年龄和性别进行了匹配）。路德维希则对59位女性作家（她们都参加了同一场会议）和59位"非作家"女性对照组实验对象进行了比较研究。尽管这两项研究的规模都相对较小，但它们都表明，在接受调查的这些作家中，约有20%～50%的人患有某种形式的情绪障碍。此外，这些作家罹患抑郁症的可能性是对照组的三倍，罹患双相情感障碍的可能性则是对照组的四倍。安德瑞森还指出，在作家的家族中，可以发现更多富有创造力且存在情绪障碍病史的亲属。

但是，这些研究无法告诉我们，使某些人更易罹患情绪障碍的因素，是否也能够帮助我们预测某个人比普通人更具有创造力。为了探索这个问题，科学家们试图确定哪些因素最有可能 118
使人更具有创造力，然后，再看看那些经历情绪障碍的人是否也具备这些特征。根据古德温和贾米森编写的教科书《躁狂抑郁症》，创造力和情绪障碍最为常见的重叠因素是气质（或人格类型）、思维风格（认知因素）和情绪的周期性变化。例如，如果某人处于轻度躁狂状态，他们的思维可能会加速，他们也许可以在不同的想法之间建立更为频繁和更深远的联系，表现出一定程度的去抑制状态（这意味着他们可能会对周围的事物变得更加敏感），他们的精力也变得更加旺盛，对睡眠的需求变得更少。当所有这些事情一起发生的时候，一个人便可以达到比其他人更高的创造力水平。我们很容易看到轻度躁狂的体验如何促进个体的创造力，但是，我们还不太清楚抑郁的体验会如何提高创造力。根据一些广泛的报道，有些文学人物（比如弗吉尼亚·伍尔夫）在抑郁的时候是无法写作的。有趣的是，这似乎并不是一种普遍的体验。一项针对作家的调查报告称，30%的作家认为，在创造力增强的前一段时期，他们的情绪其实是有所恶化的。大多数艺术家和作家似乎都承认，正是情感和情绪的深度与强度，帮助他们拓展了自身的创造力，超越了原有的水平。正如凯·贾米森所观察到的那样，抑郁症或轻度躁狂的体验似乎“可以产生某些洞察力，或者改变精力的水平，从而可能让那些天生便具有创造力的个体进一步增强他们的创造力”。

另一个需要考虑的问题是，更为严重的情绪障碍发作是否与更强的创造力有关，或者说，它们是否会使人们无法表达他们的创造力。遗憾的是，自古以来的著述表明，后一种情况其实更为常见。例如，即使在文艺复兴时期，人们也有区分“理智忧郁者”和“精神错乱者”，前者是成就卓越的人，后者则是无法发挥
119 其创造性才能的人。这样看来，当个体处于严重抑郁的状态，他们的生理和心理活动可能会变得迟缓，无法进行写作、绘画或创作。相反，严重的躁狂发作可能会使个体变得极为混乱，以至于

他们的创意也变得杂乱无章，令人费解。

我们所描述的这些信息可能意味着，适度而不极端的情绪波动可以促进创作的过程。因此，对具有创造力的个体而言，治疗工作究竟是一种帮助还是一种阻碍，确认这一点是极为重要的。凯·贾米森对爱尔兰和英国的作家进行了一项研究，发现相当一部分作家曾因情绪问题接受过治疗，而且，接受心理治疗的作家比接受药物治疗的作家更多。这个现象似乎支持这样一种观点：作家和艺术家担心药物可能会损害创作的过程。为了验证这一点，莫根斯·施（精神病学家，因为将锂引入日常治疗而闻名）对24位艺术家和作家进行了一项小型研究，对他们在1970年代末服用锂之前和之后的创造性产出进行了比较。他的研究发现，有12个人（50%）称自己的工作效率提高了，6个人报告说自己的工作效率没有发生变化；而剩下的6个人（25%）则报告说，锂治疗降低了他们的创造力，以至于其中4个人拒绝继续服用此类药物。显然，这样一个小型的研究并不能为我们提供一个确定的答案，但有趣的是，治疗并没有破坏大多数个体的创作过程。

如果对我们目前所知道的信息进行总结，我们可以说，大多数患有情绪障碍的个体并没有比他们的同龄人表现出更多的创造力。此外，大多数具有创造力的个体并没有罹患情绪障碍。然而，对于那些的确患有情绪障碍且具有创造力的个体而言，情绪障碍的某些症状（比如紧张的情绪状态和思维过程的变化）可能会把他们的创造力提高到一个新的水平。至于图11是否能够准确地表现我们应当为这些个体提供怎样的治疗，就要靠读者诸君见仁见智了。 120

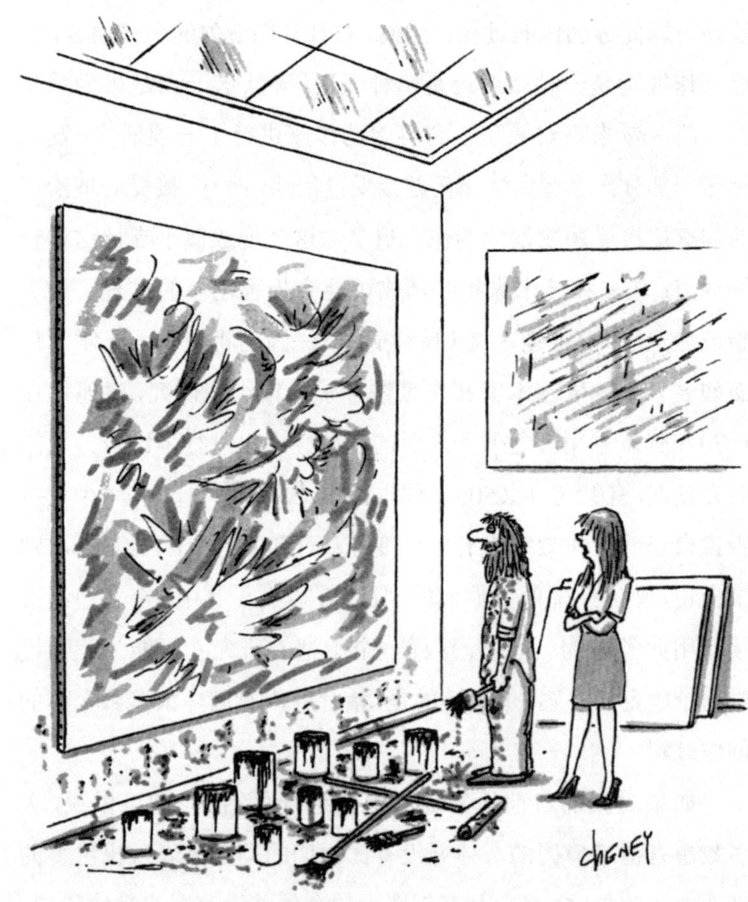

"更多的锂。"

121　图11　更多的锂

索 引

（条目后的数字为原文页码，见本书边码）

A

B

C

H

I

J

N

O

P

Q

R

S

T

U

V

W

Y

Mary Jane Tacchi and Jan Scott

DEPRESSION

A Very Short Introduction

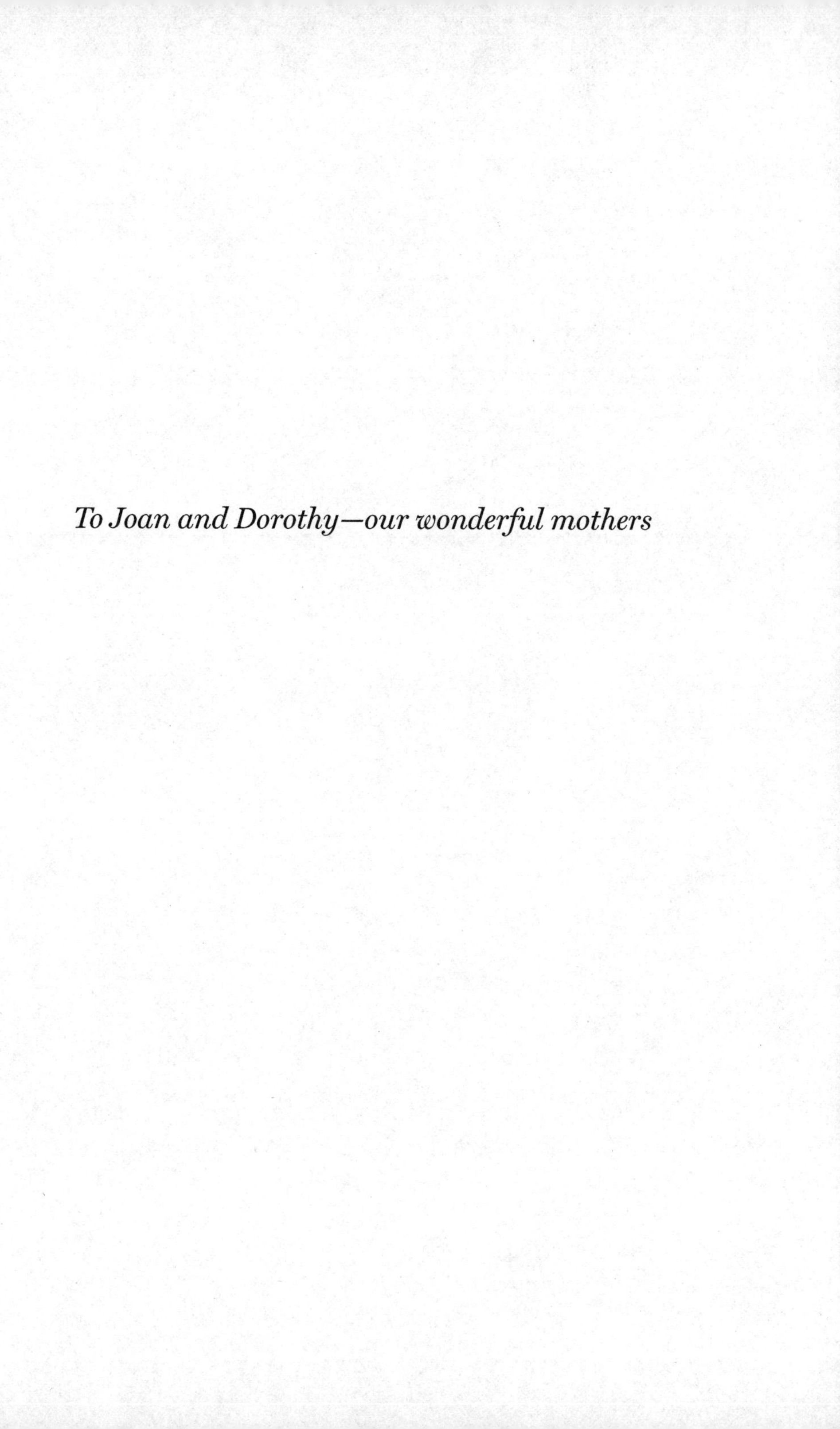

To Joan and Dorothy—our wonderful mothers

Contents

Preface

Depression is the most common mental disorder in the developed world. It particularly affects adults of working age and so the consequences extend beyond the problems associated with the clinical symptoms and impairments in day-to-day functioning experienced by the individual, to broader economic and societal costs. Yet, despite evidence of the real impact of depression on individuals and society, the whole subject of depression is mired in controversy. This is partly because the concept means different things to different people. Many acknowledge that states of depression are authentic but struggle to differentiate between depression as an emotion or mood state (such as dejection or sadness), depression as part of someone's (pessimistic) personality makeup, and depression as a mental disorder (sadness accompanied by symptoms such as sleep, concentration, appetite, and energy disturbances). Others accept the idea of 'clinical depression', but see it as a problem of the mind, which is regarded as the element of a person that enables them to be aware of the world and their experiences, to think, and to feel. People who focus on the mind often reject the notion of biological causes. Others still see depression as an understandable reaction to life circumstances that should therefore either be allowed to heal naturally or should only be treated with psychological and social interventions. Whilst there are some observers who claim that depression is an invention of the modern world, blame the rise of 'medicalization', and see those who promote treatments, especially the use of antidepressants, as entering some sort of conspiracy with certain factions or organizations such as the pharmaceutical industry.

To try to make sense of some of these different perspectives we have decided to use this text to discuss the evolution of the concept of depression and its treatment and also to examine some of the controversies and future directions for research. To understand the path we have taken it is helpful to offer a few observations at the outset. For example, it is useful to know that the term depression comes from the Latin *de* (down from) and *premere* (to press) and so *deprimere* translates as 'to press down'. This word gained widespread acceptance in the 19th and 20th centuries, and was increasingly used to describe mental conditions experienced by individuals who were treated in the community. However, before the word depression came into common parlance, the word melancholia had been employed. Technically, the term melancholia refers to a mental condition that is characterized by more extreme levels of depression, accompanied by physical symptoms, and sometimes by hallucinations and delusions. In the 19th century, the use of the term melancholia was more restricted, being mainly applied to individuals with severe depression that required treatment in the old asylums.

We use this evolution to help readers to understand that these different views of depression have influenced theories of the causes of depression and the nature of the treatments that may be offered. We also want to alert readers to how depression was understood by the so-called Fathers of Modern Psychiatry such as Emil Kraepelin and Sigmund Freud, whose ideas have been viewed as not only influential but also controversial.

We hope that the approach we have taken allows people to understand the context in which international approaches to classifying mental disorders were developed. The background information we provide attempts to shed light on the efforts made to distinguish clinical depression from the normal human experience of sadness on the one hand and from other severe mental disorders such as manic depression (also called bipolar disorders) or schizophrenia (also called psychotic disorders) on the other. It also highlights that drawing boundaries and developing categories for diagnosis, an approach which is widely accepted in medicine, is often derided in psychiatry. We discuss some of the reasons for these double standards and then move on to discuss theories about the causes of depression and how old-fashioned treatments for melancholia evolved into modern treatments for depression and manic depression.

Other chapters examine some of the current controversies about what treatments and therapies may work for depression and then some indications about future research are given. We finish by examining depression in society from the perspective of its global burden and economics, as well as issues such as stigma and whether people who experience mood disorders are more likely to be creative than other members of society.

We want to highlight that condensing information about the most common mental health problem on the planet into 35,000 words has been a challenge. So, this *Very Short Introduction* includes a selection of topics that we find are interesting or challenging (does depression exist?), issues that cannot be ignored (how can suicide be prevented?), and some of the themes that we think will become more talked about in the next few years (does psychotherapy change brain functioning?). It is difficult to do justice to some of these topics in a few thousand words and we have excluded many issues that you may want to know more about. It is likely that many of these topics were considered or indeed were included in the earlier drafts of the manuscript. We can only apologize if issues that are particularly important to you have ended up on the cutting-room floor.

If you are thinking of buying this *VSI* volume then it is probably sensible for us to be also clear about what this book does not include. We have not written a patient guide—you are unlikely to be able to decide from reading this book whether you have depression or a certain type of mood disorder. If you have or previously have had an episode of depression, this book is unlikely to help you determine if your experiences have been caused by a chemical imbalance in your brain or by life events or some other combination of factors. This is not the goal of what we have written about. Nor is this book a treatment manual; we do not begin to discuss what treatment best suits which person. Even more importantly, this is not a self-help book; we do not describe techniques to deal with the symptoms of depression. Lastly, a *VSI* book is not a substitute for a textbook; we are not trying to cover every theory, every type of treatment available, and every aspect of depression. Indeed, as the title suggests this is a very (very) short introduction and selective review of a complex and challenging topic.

List of illustrations

Chapter 1
A very short history of melancholia

In ancient times the word melancholia rather than the word depression was used to describe mood disorders characterized by despondency. The word melancholia probably originated in the ancient civilizations of Greece and Mesopotamia. As such, we begin by highlighting the descriptions of melancholia and theories about its causes that held sway from ancient times until about the 19th century. For more detailed accounts, readers may wish to consult some of the excellent textbooks on this topic, such as Stanley Jackson's *Melancholia and Depression* or relevant chapters of German Berrios's *The History of Mental Symptoms*.

From black bile to the Stoic philosophers

Probably the first description of melancholia as a specific disease was written by Hippocrates, a Greek physician often referred to as the Father of Medicine, who lived in the 4th century BC. Hippocrates stated that melancholia was characterized by despondency, aversion to food, sleeplessness, irritability, and restlessness. He explained the development of this state using humoralism, a theory that suggested melancholia was an illness with a physical cause, which differentiated his model from primitive theories that blamed supernatural forces. Although humoral theory had many advocates, it was Hippocrates who is especially credited with the introduction of the concept of black bile.

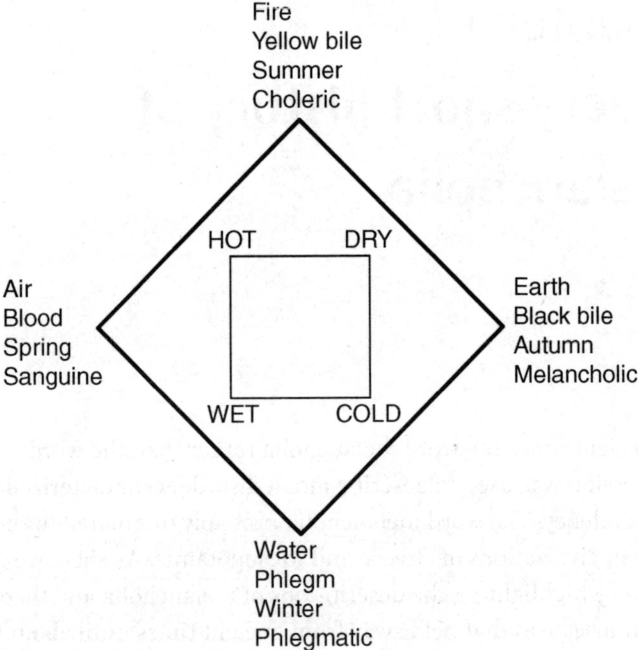

1. Diagram of the humours and their relationships.

In his book *The Nature of Man*, Hippocates described four humours within the body: black bile, yellow bile, phlegm, and blood. When all the humours were in equilibrium the body was healthy, but imbalances were thought to lead to disease. It was suggested that the humours were linked to the four elements air, water, earth, and fire (see Figure 1). Melancholia, due to an excess of black bile, was thought to be associated with autumn and with coldness and dryness. Hippocrates also recognized a condition that was akin to mania, which was described as a condition marked by periods of great excitement and overactivity. Hippocrates argued that this condition was related to an excess of yellow bile during the summer and with warm, dry air. It was proposed that treatments should target the restoration of humoral balances, which often involving purging and blood-letting.

The ideas expressed by Hippocrates were further developed in the 3rd century BC by the Greek philosopher Aristotle and his followers in a work entitled *Problemata*. This proposed that the temperature of bile was the most important factor and if it was too cold it caused 'groundless despondency'. He suggested that less severe imbalances of bile led to a melancholic temperament rather than illness, which was one of the few attempts to describe a continuum between personality and mental disorders since Plato's writings on universality. Also, Aristotle is one of the first to suggest that melancholic temperament could be associated with creativity and intellect, and he reported that it was often found in philosophers, politicians, artists, and writers.

The 1st century AD saw further developments in the theories and treatments of melancholia. For example, Soranus of Ephesus was one of the first physicians to recognize that mania and melancholia were chronic diseases associated with loss of reason. Further, he promoted the idea that treatments to improve physical health could improve mental health and that psychological interventions, such as the sound of dripping water to induce sleep, might be beneficial.

At around the same time, Rufus of Ephesus provided descriptions of melancholia that remained influential for many centuries. He noted that the people he described as melancholics were sad, gloomy, fearful, and doubting, and that their physical appearance changed during these episodes. Rufus suggested that there could be an inborn (congenital) form and an acquired form of melancholia, which is the first description of the idea that melancholia may be the final outcome of a number of different processes and could have multiple causes. Historically, his name became associated with the sacred remedy—a mixture of herbs purported to prevent melancholia.

One of the most famous Greek physicians was Galen of Pergamum (1st–2nd century AD). Galen was the physician to Marcus Aurelius and he is important because he had some influence over Roman medicine. Until his emergence, Roman society had often regarded melancholia as a punishment from the gods. In his book *On the Affected Parts*, Galen developed detailed theories of how different humoral abnormalities led to varying sub-types of melancholia and that different personality types were related to the humours, such as sanguine, choleric, melancholic, and phlegmatic temperaments. This is one of the earliest descriptions of the idea that individuals could have a personality style or temperament that may be associated with developing a mental condition. According to Galen, treatments should include blood-letting if the melancholia was thought to be a brain disease sub-type, but bathing, rest, and a well-balanced diet if it had different origins (e.g. the blood or the stomach). Like Rufus, Galen produced a remedy called theriac (a term which is sometimes translated as antidote).

Over the following centuries there was general acceptance of humoral disequilibrium as the cause of melancholia in many cultures. For example, the Arabian physician Avicenna (the Latin version of his name), who is also known as Abu Ali al Husain ibn Abd, wrote about melancholia and the four humours in the highly influential *Canon of Medicine*. In this book, he suggested that both the body and soul were affected by melancholia and advocated the use of persuasive talking as a method of treatment, which some have suggested may have been a forerunner to cognitive behaviour therapy.

In this era, there were further developments in regard to views about the nature of the problem and its treatments. For example, Aretaeus of Cappadocia highlighted the cyclical nature of episodes of melancholia and noted that it may be associated with mania. Similar observations were made by others, such as Alexander of Tralles (AD 525–605), but Aretaeus is regarded as the 'clinician of mania', which he described as a state characterized by furor, excitement, and cheerfulness. Aretaeus proposed that some cases of melancholia might be precipitated by external events such as bereavement, and that love (which he referred to as The Physician Love) could help alleviate the symptoms of melancholia, as could eating blackberries and leeks and talking about symptoms.

In the era this was written, medicine and philosophy occupied parallel worlds with limited cross-fertilization of ideas. Whilst most of the texts by physicians focused on melancholia, there were other observations on human emotions, including dejection and sadness, recorded by the philosophers of the time. For example, Epictetus, a Stoic philosopher of the 1st century AD, wrote that 'Men are disturbed not by things but the views which they take of them.' In modern psychiatry, the Stoics are often quoted in discussions of stress-vulnerability models, as their ideas offer potentially simple insights into why the experience of the same life event, such as loss or the breakup of a relationship, may be followed by an episode of clinical depression in one individual but not in another.

The Middle Ages

From about AD 500 onwards, there was a significant shift away from the notion that mental disorders had similar causes to physical disorders and should be treated by physicians towards a revival of beliefs that mental disorders were signs of immorality, sin, and evil. Christianity dominated the social order and religious doctrines were evident not just in the anti-science of that era and the shifting explanations of the causes of melancholia but also in ideas about what constituted appropriate interventions, which increasingly became the responsibility of the clergy rather than clinicians.

In her book *The Nature of Melancholy*, Jennifer Radden chronicles many classical accounts of these views such as the story of Hildegard of Bingen (1098–1179). Hildegard was a German nun who wrote the *Book of Holistic Healings*, which drew upon humoral theories of melancholia but then proposed that black bile had come to exist because of original sin. Similar views were reported by other influential people of the time and any mental condition characterized by loss of reason was regarded as evidence of God's punishment. As such, melancholia was viewed as a challenge to Christian faith and morals. This inevitably led to the sufferer being demonized and many melancholics were burned at the stake as witches. In 1486, a manual on witch-hunting, the *Malleus Maleficarum* (The Hammer of the Witches), was written for Pope Innocent VIII by a famous inquisitor for the Catholic Church, Heinrich Kramer (see Figure 2). Amazingly, the text was revised and reprinted more than sixteen times over the next 200 years and it remained influential across Europe until the early years of the Renaissance.

It is worth noting that some European groups rejected the notion that mental disorders offered evidence of evil or possession by the devil. For example, the Saturnists believed that melancholia was caused by celestial influences that especially afflicted the most talented and creative members of society, and so melancholia was an experience to be admired. Marsilio Ficino (1433–99) is the person most commonly regarded as a leader of the Saturnists. He was born in Italy and trained in philosophy and medicine and experienced episodes of melancholia himself. Ficino advocated treatments such as exercise, alternative diets, and music. He believed that the horoscope dictated character and he also supported the Aristotelian idea that melancholia was linked with intelligence, which was connected to the planet Saturn.

Historical accounts of the Middle Ages largely focus on the negative and hostile reactions towards people with melancholia from all classes and subgroups within society. However, it is worth highlighting that these attitudes were not universal across all cultures. The emphasis on the ideas expressed in the literature originating in Europe, and then later in the New World, often fail to include the range of views expressed in other cultures and religions (see Box 1). We do not examine these views and attitudes

MALLEVS

MALEFICARVM,

MALEFICAS ET EARVM

hæresim frameâ conterens,

EX VARIIS AVCTORIBVS COMPILATVS,

& in quatuor Tomos iustè distributus,

QVORVM DVO PRIORES VANAS DÆMONVM versutias, præstigiosas eorum delusiones, superstitiosas Strigimagarum cæremonias, horrendos etiam cum illis congressus; exactam denique tam pestiferæ sectæ disquisitionem, & punitionem complectuntur. Tertius praxim Exorcistarum ad Dæmonum, & Strigimagarum maleficia de Christi fidelibus pellenda; Quartus verò Artem Doctrinalem, Benedictionalem, & Exorcismalem continent.

TOMVS PRIMVS.

Indices Auctorum, capitum, rerúmque non desunt.

Editio nouissima, infinitis penè mendis expurgata; cuique accessit Fuga Dæmonum & Complementum artis exorcisticæ.

Vir siue mulier, in quibus Pythonicus, vel diuinationis fuerit spiritus, morte moriatur. Leuitici cap. 10.

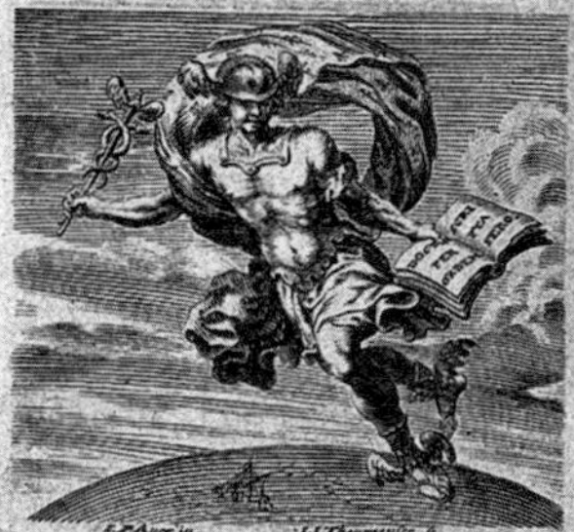

LVGDVNI,

Sumptibus CLAVDII BOVRGEAT, sub signo Mercurij Galli.

M. DC. LXIX.

CVM PRIVILEGIO REGIS.

2. The cover of *Malleus Maleficarum* (The Hammer of the Witches).

Box 1 Cultural differences in views of melancholia

Islam: The teachings of the prophet Muhammad stated that individuals with mental disorders were dear to their God and should be treated humanely and cared for by society. It was thought that illnesses such as melancholia were a sign of supernatural intervention and that it was important to provide the individual with a calm and restful atmosphere. This probably explains why this culture is regarded as possibly the first to develop asylums.

Ayurveda: The ancient Hindu scriptures of Ramayana and Mahabharata contain descriptions of depression. Ayurveda, an Indian system of medicine, was first described in the 1st and 2nd centuries AD. In Ayurveda there are three bodily humours or doshas: Vata, Pitta, and Kapha. Disturbances of the doshas relative to each other lead to illness (similar to humoral theory). Depression was and still is classified according to which dosha is dominant. Vata depression is characterized by anxiety, guilt, and insomnia and may be caused by upsetting experiences. Pitta depression is shown by irritability, low self-esteem, and suicidality and can be associated with overwork and lack of sunlight. Kapha depression is associated with excessive sleep, overeating, and lethargy and may be caused by lack of stimulation.

Judaism: Ancient Judaism viewed mental illness as possession by demons and was seen as a punishment from God for failure to uphold traditions. Those afflicted were treated well in the main, but law reduced their responsibilities in society.

Traditional Chinese medicine: According to traditional Chinese medicine, depression is caused by a blockage of the internal organs and meridians that connect them and it is proposed that this restrains the flow of Qi (which represents energy) to various organs, which causes stagnation. Suggested treatments included acupuncture, exercise, and the 'mood smooth': a specific mixture of Chinese herbs with some similarities to thearic (an ancient remedy).

in detail, but offer a brief synopsis to raise awareness of these cultural differences.

From the age of enlightenment to the birth of modern psychiatry

From the 1500s onwards new attitudes towards melancholia began to emerge. Joan Luis Vives (1492–1540) expressed the idea that individuals with mental illness should be respected and treated rather than denigrated by society. Likewise Johann Weyer (1515–88) stated that individuals should not be punished or blamed for their 'disordered imaginations' and highlighted the importance of building a therapeutic relationship between a patient and a physician; an idea that holds to this day.

Perhaps the best-known text from the Renaissance is *The Anatomy of Melancholy* or to give it its full title *The Anatomy of Melancholy, What it is: With all the Kinds, Causes, Symptomes, Prognostickes, and Several Cures of it. In Three Maine Partitions with their Several Sections, Members, and Subsections. Philosophically, Medicinally, Historically, Opened and Cut Up.* Written by the Oxford academic Robert Burton and first published in 1621, it offers a somewhat eccentric (the text is presented in the voice of an imaginary Greek philosopher, Democritus Junior) but detailed account of all aspects of melancholia. Although Burton's work is often regarded as a medical treatise, it is really a historical overview of differing ideas about melancholy from the perspective of philosophy, psychology, physiology, demonology, cosmology, meteorology, etc. Despite all its flaws, the book remains the most widely quoted historical account of different types of melancholy, the proposed physical and psychological causes, and various potential cures including prayer, healthy living, entertainment, talking with friends, and ancient remedies such as purgation. Interestingly, Burton also made one of the first known references to treatment with St John's Wort ('if gathered on a Friday night in the hour of Jupiter'), which has been proposed as a modern-day natural remedy for depression.

Another great chronicler of the 17th-century period was Richard Napier, an English physician and clergyman. He recorded observations on over 2,000 mentally ill patients and believed that 20 per cent of these patients had some form of melancholia. Napier subscribed to the view that the term melancholia should be reserved for individuals from higher social classes. He suggested that poorer patients with similar clinical problems were described as being 'mopish', which was a lower status and more stigmatizing diagnosis. Napier's social classification of the disorder suggests he was influenced by assumptions that true melancholia was associated with moral superiority and intellectual prowess. Indeed, during this era melancholia became a sought after disposition or diagnosis by some.

Thomas Willis (1621–75) is another important figure from this era, and he is remembered as one of the first proponents of chemical as opposed to humoral theories of the causes of melancholia. He identified the weather, excessive thinking, and insufficient exercise as causes of chemical disruptions in the body and advocated treatments such as spa waters containing iron. The rise of chemical theories signalled the demise of humoral theories. However, studies of the human body were evolving rapidly and new understandings of the circulatory systems, such as described by the English physician William Harvey, meant that chemical theories were soon surpassed by the so-called mechanical theories of physical and mental illnesses.

Mechanical theories of melancholia suggested that it developed when the flow of blood, lymph, and animal spirits in the body was slowed down or stagnated. Freidrich Hoffmann (1660–1742) suggested this was due to disequilibrium of different types of fluids whilst others, such as the Dutch physician Herman Boerhaave (1668–1738), cited thickening of the blood with 'oily and fatty stuffs'. By contrast, William Cullen (1710–90) focused attention on the nervous system and proposed that melancholia resulted when there was disturbed nerve fluid flow and reduced excitability in the nervous system.

At about the same time as these developments in the theories about the causes of melancholia a number of clinicians began to report that melancholia was a problem that tended to be recurrent and that it could be linked to mania. For example, a Spanish physician named Andrés Piquer-Arrufat diagnosed King Ferdinand VI with 'affectivo melancholico maniaca'. Interestingly, his contribution is often overlooked as two French psychiatrists described a similar disorder within weeks of each other in 1854 (but 100 years later than Piquer-Arrufat). Jules Baillarger called it 'la folie a double form' (dual form madness) whilst Jean Pierre Falret named it 'la folie circulaire' (circular madness) and recorded 'this succession of mania and melancholia manifests itself with continuity and in a manner almost regular'.

The 18th century also heralded a change in the way patients were viewed and treated. One of the best-known reformers was Philippe Pinel, a French psychiatrist trained in literature, religion, mathematics, and medicine. In his text *Traité médico-philosophique sur l'aliénation mentale*, he categorized mental disorders into mania, melancholia, dementia, and idiotism. Pinel recognized that mania (that often presented with exalted self-importance and pretensions of unbounded power) and melancholia (that often presented with depression of the spirits, apprehensions, and absolute despair) were different expressions of the same disorder. An idea that was reinforced by others, such as Esquirol during the following century. Pinel also contributed to the developing dialogue about the potential causes of these disorders. For example, he suggested that melancholia could occur as a consequence of domestic misfortunes, obstacles to marriage, and disappointed ambition. He also observed that it occurred as a result of a combination of the makeup of the person and the meaning of the stress they experienced; ideas that echo those of the Stoic philosophers.

In the USA, Benjamin Rush (1745–1813), who is often described as the Father of American Psychiatry, was working as a physician in Philadelphia and began to develop his own rather complex theory about melancholia. He coined the term tristimania for a less severe form and amenomania for a more severe form of illness. Rush proposed that a reaction in the blood vessels of the brain (convulsive motions that he termed 'morbid excitement') caused these symptoms and believed that spinning the patient would reduce the inflammation, and devised a tranquilizing chair. Although this particular treatment was both unpleasant and ineffective, Rush remains a well-regarded clinician and renowned as a social activist who advocated free treatment for the poor.

The late 18th and early 19th centuries saw an ongoing debate about biological or psychological causes of melancholia. Psychological models still retained religious or moral overtones. For example, Johann Christian Heinroth (1773–1843), a member of the German Psychiker School (literally meaning psychologically orientated school), viewed the sins of the patient as the root of their mental illness. In contrast, Wilheim Greisinger (1817–68) stated that 'mental diseases are somatic diseases of the brain'. He suggested that each disorder represented a stage of a single brain disorder, a concept termed 'Einheitspsychose' (the unitary psychosis). In 1845 he published *Pathology and Therapy of the Nervous Diseases* which emphasized his view that psychiatry was a medical scientific specialty. Greisinger's views on psychosis and psychiatry were influential in Germany and beyond and led to a debate that continues to this day.

We conclude this chapter with a man whose name lives on into the modern times because a famous psychiatric institution, the Maudsley Hospital, is named after him. Henry Maudsley (1835–1918) suggested that insanity could be divided into affective and ideational categories. This represents an important idea as it begins the process of separating disorders associated with mood disturbances from mental disorders that were characterized by delusions (psychotic disorders); he also believed that there was a physical cause for mental disorders. In many ways Maudsley provides a bridge between the ancient and the modern era and he was practising psychiatry at around the time that the term depression was being used more frequently, with the word melancholia increasingly reserved for the most severe forms of the illness. This was the start of an era in which medical theories about melancholia began to be integrated with ideas about sadness and dejection described by philosophers, psychologists, and also by Freud.

Chapter 2
The modern era: Diagnosis and classification of depression

Early observations of melancholia (the most severe form of depression) suggested that it could have physical or psychological origins and that depression and mania could occur at different times in the same person. Although theories about the underlying causes of depression changed over the centuries, there was a remarkable level of consistency in the descriptions of the core symptoms with sadness and despondency accompanied by sleep problems and physical complaints. However, mental illness remained a broad concept in the 18th and 19th centuries and whilst evidence of 'madness' frequently led to admission to an asylum, there were only rudimentary attempts to differentiate between or classify mental disorders.

The turn of the 20th century saw huge changes. There was a realization that severe mental illnesses (increasingly referred to as psychosis) were not uniform and that this 'loss of reason' might take different forms. Also, less severe but disabling forms of mental disorder (sometimes called neuroses) were described and there was a move towards providing private outpatient treatments for many of these individuals. To give an insight into these developments and how they influenced current thinking on depression, we briefly review the contributions of Emil Kraepelin and Sigmund Freud. The ideas expressed by these two individuals have moved in and out of fashion over the last century. We include these descriptions because, whether current experts, clinicians, or readers of this text agree or disagree with the views put forward by Kraepelin or Freud, it is clear that their theories have cast a long shadow over our understanding of depression and its treatment.

Kraepelin and the classification of psychoses

Emil Kraepelin was, and remains, one of the most influential figures in psychiatry. He was born in 1856 in Neustrelitz in north Germany. After qualifying in medicine he trained in psychiatry in Munich where the emphasis was to find a physical cause of mental illness through studying the brain. Kraepelin was also interested in other approaches and models, and he worked in Leipzig with Wilhelm Wundt, a well-known psychologist. Kraepelin worked as an asylum psychiatrist, became a professor, and then moved to Heidelberg where he began his now famous meticulous studies of asylum patients. He kept written cards on each patient noting their symptoms and the course and outcome of their illness and then wrote a series of textbooks (entitled *Psychiatrie*) where he described his observations of clinical cases and emerging ideas on how to categorize mental conditions. Kraepelin highlighted that the causes of psychiatric illnesses were largely not understood, and that the same mental symptoms could occur in more than one disorder, but he suggested that the course and outcome of the clinical presentation could be used to distinguish between subgroups of patients with different diagnoses. In 1899, Kraepelin described the identification of two distinct types of 'functional' (non-organic) psychotic illness: Manic Depressive Insanity and Dementia Praecox (which we now know as schizophrenia).

In Kraepelin's classification, Dementia Praecox included all psychotic illnesses without an overt mood component, and these patients showed gradual continuous decline without any periods of recovery; Kraepelin believed that this presentation eventually progressed to dementia. In contrast, those with Manic Depressive Insanity usually (but not always) demonstrated changes in mood, cognition, and behaviour (referred to as motor activity). Also, these changes followed an intermittent and recurrent course, with periods of recovery between episodes. He stated that the term Manic Depressive Insanity described a number of related mood disorders and that 'as its name indicates, it takes its course in single attacks, which either present the signs of so called manic excitement (flight of ideas, exaltation and over-activity), or those of a peculiar psychic depression with psychomotor inhibition, or a mixture of the two states'.

Kraepelin regarded melancholia as part of the spectrum of Manic Depressive Insanity and noted that the treatment of the former often overlapped with the treatment of the latter. He also believed that his classification system would ultimately be validated by medical research that would identify the underlying causes of the illnesses.

The recognition of the two conditions (Dementia Praecox and Manic Depressive Insanity) was not entirely new, but Kraepelin offered the clearest and most decisive descriptions. Nevertheless, his proposed classification was not universally accepted, and even today there is considerable debate about how he categorized certain mood disorders or personality problems, including conditions such as chronic depression. Kraepelin's attempts to develop a more systematic framework for defining different patterns of illness and disease progression still influence modern classification systems for mental disorders to this day, although the term manic depressive illness has largely been replaced by the term bipolar disorder (see Box 2).

Box 2 Manic depression or bipolar disorder

Kraepelin classified all mood disorders as part of the spectrum of manic depressive insanity.

Over time, an alternative model began to be accepted which hypothesized that there were two distinct categories of mood disorder: one where patients experience episodes of mania and depression and another where depression only is experienced. In 1957 Karl Leonhard, a German psychiatrist, is credited with coining the term 'bipolar' to describe the condition of episodic mania and depression and 'unipolar' for illness characterized by depression only. These terms may have been used by his predecessor Karl Kleist; a German psychiatrist with whom Leonhard worked.

This distinction between unipolar and bipolar disorders was further validated in 1966 by Perris and Angst who found that the two conditions could be distinguished by differences in family history of the disorder. In the 1960s, the term bipolar disorder was used for the first time to replace manic depression in the published diagnostic manuals.

Freud and the classification of neuroses

Sigmund Freud was born in 1856 in Freiburg, a small town in Moravia. He was the eldest of eight children and it is said that he was his mother's favourite. Indeed, many texts on the early life of Freud make much of the fact that his mother called him 'my golden Sigi'. The family moved to Vienna when Freud was young and he remained there until 1938 when he moved to London to escape the persecution of Jews at the outbreak of the Second World War.

Freud became interested in neurology when he was a medical student and in 1885 he went to study with the famous neurologist Jean-Martin Charcot at the Salpêtrière Institute in Paris. Charcot had an interest in hysteria, which was described as a neurotic condition because physical symptoms experienced by the patient such as paralysis did not have a clear physical (organic) basis. Charcot used hypnosis to demonstrate that the patient's clinical presentation was associated with ongoing conflicts that could explain the symptoms experienced, and argued that the patient's psychological distress had been transformed or 'converted' into a physical problem. Charcot proposed that the use of hypnotic suggestion could release these unconscious forces and bring about improvement.

Freud realized that the unconscious mind had a very powerful effect upon behaviour, and extended the use of hypnosis to uncover unconscious memories of traumas which the person was not aware of and had repressed. Through a series of detailed case studies, Freud developed theories to explain how unresolved conflicts from the past could produce specific neurotic symptoms and illness later in life. He then proposed that psychoanalysis could help resolve these conflicts and create a healthier mental state.

Freud's concepts of depression can be traced to his three hypothetical models of how the mind (or psyche as he called it) is organized, how personality develops, and the possible causes of neurotic illness. These models are reviewed very briefly to give a flavour of the ideas expressed, but interested readers may wish to consult other texts to examine these ideas in detail. In his first theory, called the topography of the mind, Freud suggested that the mind had three parts: the conscious, the preconscious (things we are not currently attending to, but that we can access and focus on), and the unconscious (which we are unaware of, but which can exert influence upon us).

Freud also described a structural model of how personality shapes our actions and reactions, a theory that is sometimes called the second topography. This is important because it introduced the concepts of the id, ego, and superego. In Freud's view, the id is driven by the pleasure principle, namely a need for the immediate gratification of its desires and functions in the unconscious. The ego strives to satisfy the id in appropriate ways, operating as an intermediary between the id and the outside world. The ego is associated with the reality principle, for example allowing delayed gratification of the id to occur in a socially acceptable manner and at an appropriate moment in time. Freud proposed a range of defence mechanisms that were used to maintain equilibrium including, for example, rationalizing the reasons for acting in a certain way or being in denial about the consequences of an impulsive behaviour. The superego is the final element of personality that develops (around the age of 5 years) and it provides a sense of right and wrong and modifies the actions of the ego. For healthy personality development Freud suggested that the id, the ego, and the superego have to be in balance. He believed that any imbalance would lead to the development of a neurosis such as depression or anxiety. For example, Freud suggested that if the drives of the id override the superego, guilt is experienced, or if the ego suppresses the id, anxiety occurs.

Freud's third theory of the mind concerned childhood sexual development and the stages that an infant has to pass through successfully to become a healthy adult. The theory divides human development into a predictable sequence such as the oral, anal, and phallic stages (associated with the Oedipus complex), etc. Freud believed conflict in any of the stages explained both the later development of neurosis and the type of symptoms experienced. He also proposed certain personality traits were associated with failure to pass through a specific stage of development. For example, Freud proposed that difficulties in the anal stage were related to the development of obsessional symptoms. In contrast, difficulties in the oral stage were manifest in adult life by personality traits such as passivity, dependency, and self-doubt which he suggested were common in people prone to developing depression.

In 1917, Freud published a famous work entitled *Mourning and Melancholia* in which he compared melancholia (severe depression) with mourning (the grief experienced by someone following a bereavement). He described both conditions as being associated with loss but suggested that the difference was in the feelings associated with the different types of loss. In mourning the loss was recognized at a conscious level—the person who has died was the 'lost object' and the feelings associated with the bereavement such as sadness and anger were expressed outwardly. In contrast, Freud proposed that in melancholia the loss was of an 'ideal object', for example the loss of love (e.g. experienced after rejection or the breakdown of a relationship). Furthermore, he suggested that, unlike mourning, the loss was partly unconscious in melancholia and anger towards the lost object was redirected against the self. In addition, Freud stated that a person who reacts to loss by developing melancholia has either reverted to, or never moved on from, an earlier stage of development. He stated that those who are likely to become depressed have an impaired sense of self-worth so when the 'object' is lost they have nothing to fall back on of themselves and this lack of resilience increases the risk that they will become depressed.

Freud differentiated depression from other neuroses on the basis of symptoms and the hypothesized development origins. Nowadays, many of his ideas have been discarded or revised, but his work helped to illuminate the continuum from 'normal sadness' to depression and how personality characteristics and illness symptoms can overlap. However, Freud's models arose from work undertaken mainly with upper- or middle-class women in a private outpatient clinic in Vienna—a very different population from the asylum cases observed by Kraepelin that informed the categorization of psychoses. Nevertheless, the ideas of both men influenced later attempts to define the boundaries of depression and approaches to diagnosis and classification of mental disorders.

Boundary: a dividing line, a line that marks the limit of an area

One of the problems encountered in any discussion of depression is that the word is used to mean different things by different people. For many members of the public, the term depression is used to describe normal sadness. In clinical practice, the term depression can be used to describe negative mood states, which are symptoms that can occur in a range of illnesses (e.g. individuals with psychosis may also report depressed mood). However, the term depression can also be used to refer to a diagnosis. When employed in this way it is meant to indicate that a cluster of symptoms have all occurred together, with the most common changes being in mood, thoughts, feelings, and behaviours. Theoretically, all these symptoms need to be present to make a diagnosis of depressive disorder.

The word diagnosis originates from Greek, from 'dia' apart and 'gignokein' to recognize or know. In any medical speciality, the first step in making a diagnosis is an assessment interview. In branches of medicine other than psychiatry a range of investigations can be used to aid the process of diagnosis. For example, a suspected diagnosis of ischaemic heart disease can be confirmed by performing an angiogram (a test in which a special dye is injected into the blood vessels that can make visible any narrowing of the arteries supplying blood to the heart muscles). The absence of any laboratory tests in psychiatry means that the diagnosis of depression relies on clinical judgement and the recognition of patterns of symptoms. There are two main problems with this. First, the diagnosis represents an attempt to impose a 'present/absent' or 'yes/no' classification on a problem that, in reality, is dimensional and varies in duration and severity. Also, many symptoms are likely to show some degree of overlap with pre-existing personality traits.

Taken together, this means there is an ongoing concern about the point at which depression or depressive symptoms should be regarded as a mental disorder, that is, where to situate the dividing line on a continuum from health to normal sadness to illness. Second, for many years, there was a lack of consistent agreement on what combination of symptoms and impaired functioning would benefit from clinical intervention. This lack of consensus on the threshold for treatment, or for deciding which treatment to use, is a major source of problems to this day.

Such issues have undermined research in mood disorders, clinical practice, and also public confidence in the concept of depression and rationale for its treatment. Over a number of decades, there have been international efforts to standardize approaches to diagnosis through the introduction of criterion-based classifications of mental disorders. Box 3 gives an example of the criteria used for the diagnosis of major depression according to the *Diagnostic and Statistical Manual of Mental Disorders (IVth Edition)* of the American Psychiatric Association (this set of criteria is not the most recent, but was chosen as they are easier to digest than some of the others). The process of applying these criteria goes through several steps. For example, if it is determined that the symptoms a person

Box 3 An example of diagnostic criteria for major depression

A. Five (or more) of the following symptoms have been present during the same two-week period and represent a change from previous functioning; at least one of the symptoms is either (1) depressed mood or (2) loss of interest or pleasure.

(1) depressed mood most of the day, nearly every day, as indicated by subjective or observer reports

(2) markedly diminished interest or pleasure in all, or almost all, activities most of the day, nearly every day

(3) significant weight loss when not dieting or weight gain, or decrease or increase in appetite nearly every day

(4) insomnia or hypersomnia nearly every day

(5) psychomotor agitation or retardation nearly every day (observable by others, not merely subjective feelings of restlessness or being slowed down)

(6) fatigue or loss of energy nearly every day

(7) feelings of worthlessness or excessive or inappropriate guilt nearly every day

(8) diminished ability to think or concentrate, or indecisiveness, nearly every day

(9) recurrent thoughts of death (not just fear of dying), recurrent suicidal ideation without a specific plan, or a suicide attempt or a specific plan for committing suicide.

B. The symptoms do not meet criteria for a Mixed Episode (co-occurrence of depression and mania).

C. The symptoms cause clinically significant distress or impairment in social, occupational, or other important areas of functioning.

D. The symptoms are not due to the direct physiological effects of a substance (e.g. abuse of a drug, the effects of a medication) or a general medical condition (e.g. hypothyroidism).

E. The symptoms are not better accounted for by Bereavement. (Interestingly, this criterion is excluded from the new version of the classification system.)

reports can be categorized as a depressive disorder, a dimensional rating of the intensity of the symptoms is then made to clarify if the depression should be regarded as mild, moderate, or severe. Other steps are also possible. For example, it is possible to specify additional features of the presentation such as whether the depression is accompanied by any loss of reality (psychotic depression), etc.

A careful inspection of the criteria for identifying a depressive disorder demonstrates that diagnosis is mainly reliant on the cross-sectional assessment of the way the person presents at that moment in time. It is also emphasized that the current presentation should represent a change from the person's usual state, as this step helps to begin the process of differentiating illness episodes from long-standing personality traits. Clarifying the longitudinal history of any lifetime problems can help also to establish, for example, whether the person has previously experienced mania (in which case their diagnosis will be revised to bipolar disorder), or whether they have a history of chronic depression, with persistent symptoms that may be less severe but are nevertheless very debilitating (this is usually called dysthymia). In addition, it is important to assess whether the person has another mental or physical disorder as well as these may frequently co-occur with depression.

The classification systems introduced for mental disorders were initially developed separately in America (Diagnostic and Statistical Manual of Mental Disorders or DSM) and Europe (International Classification of Diseases or ICD). However, attempts have been made with the most recent revisions of these classification systems to more closely match the diagnostic approaches, to improve international consistency, and ensure groups are communicating about and comparing the same problem. In the absence of diagnostic tests, the current classifications still rely on expert consensus regarding symptom profiles.

The classification system is not static and the range of presentations of depression that are recognized and their location within the classification manuals has changed over time. For example, in the early editions of DSM (which were influenced by Freud's models of depression), persistent but milder depressive symptoms (referred to as dysthymia) were regarded primarily as a personality type and so they were located within that category in the textbook on classification. Later revisions of DSM were based less on unproven theoretical models, and tried to make decisions about classification based on empirical evidence. Several research studies indicated there were many overlaps between major depressive and dysthymic symptoms, and that 80 per cent of individuals with dysthymia experience a major depression at some point in their life. As such, it was argued that dysthymia should be reclassified as a type of mood disorder.

Moving the location of a condition within a classification system may seem like an academic or intellectual exercise, but it is important to recognize that such shifts can have significant implications as one of the roles of diagnosis and classification is to guide treatment decisions. The relocation of dysthymia meant that the treatments offered shifted from psychotherapy only (an intervention recommended to address difficulties experienced as a consequence of certain personality traits) to options that included both therapy and medications (as used for many mood disorders). However, this simple example exposes the weaknesses of the current system. Even if changes to the classification system can be justified on the basis of new scientific findings, they are potentially open to biases and so it is all too obvious why it provokes scepticism in some quarters.

In summary, for a classification system to have utility it needs to be reliable and valid. If a diagnosis is reliable doctors will all make the same diagnosis when they interview patients who present with the same set of symptoms. If a diagnosis has predictive validity it means that it is possible to forecast the future course of the illness in individuals with the same diagnosis and to anticipate their likely response to different treatments. For many decades, the lack of reliability so undermined the credibility of psychiatric diagnoses that most of the revisions of the classification systems between the 1950s and 2010 focused on improving diagnostic reliability. However, insufficient attention has been given to validity and until this is improved, the criteria used for diagnosing depressive disorders will continue to be regarded as somewhat arbitrary (e.g. there is little empirical evidence to support the use of a cut-off of the presence of a minimum five out of nine symptoms persisting for two weeks for diagnosing a depression as a major episode).

Weaknesses in the systems for the diagnosis and classification of depression are frequently raised in discussions about the existence of depression as a separate entity and concerns about the rationale for treatment. It is notable that general medicine uses a similar approach to making decisions regarding the health–illness dimension. For example, levels of blood pressure exist on a continuum. However, when an individual's blood pressure measurement reaches a predefined level, it is reported that the person now meets the criteria specified for the diagnosis of hypertension (high blood pressure). Depending on the degree of variation from the norm or average values for their age and gender, the person will be offered different interventions. They may be asked to attend regular monitoring sessions and to modify their lifestyle. However, if the problem persists or is regarded as more severe, a range of other interventions and treatment with medications may be suggested. This approach is widely accepted as a rational approach to managing this common physical health problem, yet a similar 'stepped care' approach to depression is often derided. This exposes the frequent double standards that seem to operate for common physical health as compared to mental health problems, where the same approach to clinical management is regarded as unscientific or controversial for depression.

It is worth noting that, in the absence of objective laboratory tests, the current approach to the diagnosis of depression does have the benefit of pragmatism. It can be argued that when the severity, duration, degree of distress, and level of social impairment associated with a set of symptoms reach an agreed threshold then the problem warrants clinical attention and the individual deserves help to cope with these experiences.

Chapter 3
Who is at risk of depression?

One advantage of the more consistent application of diagnostic criteria for identifying individuals with a depressive disorder is that it allows national and international comparisons to be undertaken. Large-scale studies make it possible to estimate the overall prevalence of depression, and repeating the surveys allows detection of any changes in these rates over time. Comparisons can be made between the distribution of depression cases by country, culture, economic and social status, and other demographic features such as age, gender, marital status, etc. Differences between any of these subgroups can offer important insights into who is at risk of depression, at what time point an episode is most likely to occur, and also the development of theories about what factors reduce the risk of or protect against such experiences.

We explore the epidemiology of depression (which refers to the distribution and determinants of depression-related states), give examples of the presentation of depression across the lifespan, and discuss some gender-related issues. Lastly, we highlight some of the current thinking on the prevention of suicide.

Epidemiology

The World Health Organization (WHO) has estimated that over 5 per cent of the global population will be depressed during any one year and that about 15 per cent of the population will experience a depression at some point during their lifetime. On average an episode will last between four and eight months, but recurrences are common and about 50 per cent of depression cases will have at least one further episode of depression within five years. Lamentably, the WHO also reports that only 25 per cent of those who experience a depressive episode will have access to effective treatments. However, behind these headline figures there is considerable variation in the estimated rates—so here are a few examples that have been chosen simply to illustrate some of these differences. We emphasize that the list of issues we discuss is not exhaustive, but the topics have been selected to show how researchers use these data to begin to develop theories about why certain sub-populations are more or less likely to become depressed.

Geography

The prevalence of depression is not uniform across countries or continents. For example, rates are reported to be especially high in France and America. The reasons for this are unclear; there are similarly high rates in India, whilst some of the lowest rates are reported in Taiwan and mainland China. There is some suggestion that it is not geography but Gross Domestic Product (GDP) that may in part explain these different rates—with depression being more common in high-income countries (about 15 per cent) compared to low- to middle-income countries (just over 10 per cent).

There has long been a suggestion (first put forward by researchers in schizophrenia) that agrarian societies may be less stressful places to live than industrialized or urban environments and also that such communities may be more tolerant and supportive of individuals with depression. It is unclear if this can explain the geographical variations in depression rates, but the data from countries such as India are interesting given that it is a continent that is undergoing significant social and economic changes. It is proposed that transitional regions may show greater instability because the conflict in values between metropolitan and more rural settings potentially increases stress levels in these areas. The theory suggests that individuals who are vulnerable to depression are therefore more likely to experience an illness episode than similar individuals living in more stable regions. In contrast it is argued that the lower rates of depression reported in some countries (such as China) could be explained by the fact that some individuals or social groups are still less likely to recognize, acknowledge, or seek help for psychological problems.

Culture and ethnicity

Depression and its symptoms may be expressed differently in different ethnic groups and cultures. A simple example of this phenomenon comes from one of the recent large-scale community studies undertaken in America that was published in 2012. The one-year prevalence of depression was virtually the same in Hispanic and White Americans (about 7 per cent), slightly lower in Black Americans (just over 6 per cent), about 3 per cent in Asian Americans, but about 10 per cent in Alaskan natives. It is possible that the reported rates are influenced by the nature of how depression is perceived by the individual. It is known that in some cultures or ethnic groups more attention is given to physical experiences (such as low energy, poor appetite, and disturbed sleep) rather than to psychological or emotional symptoms of depression. For example, individuals from Asian countries or cultures are more likely to report physical symptoms. So, it is possible that publications that indicate low rates of depression are underestimating the actual rates. Alternatively, it could be that the different rates are not due to differences in reporting of symptoms, but that there may be specific risk or protective factors operating within these different ethnic groups or cultures that modify the level of risk for developing depression in different sub-populations in the USA.

Socio-economics

A 2010 survey comparing rates of depression in Germany, America, and England found that depression was most prevalent in the poorest sub-sample of respondents (18–27 per cent) and lowest in the wealthiest sub-sample (4–10 per cent). Other research indicates that rates of depression are about three times higher in those who are unemployed as compared to those who are employed. These data are often viewed as controversial, mainly because they are interpreted (used and misused) in different ways by different political groups. However, it must be recognized that evidence of increased prevalence rates does not in itself explain the direction of causality, that is, we cannot assume that unemployment increases the likelihood of depression, as it is possible that the depression came first and reduced a person's ability to gain or maintain employment, with knock-on effects for income levels and quality of life. Indeed, in this example, the relationship may well be bidirectional, with unemployment increasing the risk of depression and depression increasing the risk that someone will be unemployed.

Chronology

In international studies the average age of onset of the first episode of depression is the mid-to-late twenties; and it has been reported that the first experience occurs about two years earlier in lower- as compared to higher-income countries. In large-scale community studies undertaken in America, the one-year rate of depression was higher in 18–25-year-olds (around one in ten) than in any other age group. Worldwide, about 40 per cent of people report the initial episode of depression occurred before the age of 20 years, about 50 per cent report it began between 20 and 50 years, whilst only 10 per cent state their first experience of depression occurred after the age of 50 years.

Interestingly, there is evidence that the rates of depression and age of onset have changed over the last fifty to sixty years and that the risk of experiencing at least one episode of depression has increased and the age of onset of the first episode has decreased in individuals born after the Second World War. Suggested reasons for these temporal changes vary from the notion that the increase in reported rates of depression offers evidence of medicalization, that is, that normal sadness is being misdiagnosed as illness. Other suggested explanations are that the increase in rates of depression is an artefact of increased access to health services for all members of society (i.e. depression rates are unchanged, but detection has increased) or that more people are prepared to seek help.

If medicalization or changes in treatment seeking do not explain the observed changes in rates of depression and age of onset of the first episode, it is interesting to consider other reasons. The relatively short time frame during which this increase has occurred means it is unlikely to be explained by genetics as changes in our genetic makeup only become apparent after many hundreds of years. However, social and environmental changes can have an impact within a few decades on our health and well-being. For example, research suggests that increased exposure to drugs and alcohol in the post-war years may partly explain the increase in depression.

Gender

Rates of depression in women are consistently reported to be twice those reported in men. As this gender gap is found in surveys of both untreated as well as treated populations, it cannot be solely attributable to a greater tendency to recognize, report, or seek treatment for distress in women. Other explanations have been put forward, ranging from the influence of hormones to social role differences, and will be discussed in Chapter 4.

Marital status

Cross-culturally, the loss of a partner, whether by death, divorce, or separation, is associated with increased rates of depression.

Married men have the lowest rates of depression and separated or divorced men have higher rates. There is a less clear association in women. Many explanations for these findings have been proposed, but the answer is not straightforward. For example, it is uncertain whether having depression causes a marriage to fail or if the stress of divorce or separation (or the reason for it) is the cause of depression. Alternatively, another independent factor such as abnormal personality could increase the likelihood someone will become depressed and also interfere with their ability to maintain a long-term relationship.

Depression across the lifespan

In the remainder of this chapter we explore depression in childhood and adolescence, depression in women of childbearing age, and depression in men and co-occurring with physical health problems. Then we highlight issues related to suicide (which is commonest in younger and older adults).

Childhood

For many years, depression was regarded as a disorder of middle-aged and older adults, and children and adolescents were thought to be immune to such experiences. Furthermore, the few dissenting voices who suggested that depressive disorders could have an onset in childhood had little evidence to draw on as participation in research was usually restricted to individuals aged over 18 years. From about 1975 onwards, a number of mental health research institutions began to question the perceived wisdom that childhood depression did not exist and several sophisticated long-term follow-up studies were commenced in which children and adolescents were assessed on several occasions over a number of years to examine how many children became depressed and how many of this group experienced repeated episodes of depression, developed manic depression or other mental health problems, and how many had a single depressive episode without any further mental health problems. In reality, the most important findings from these studies extend beyond simple number crunching, as they offer some important insights into risk and protective factors and the differences in the patterns of depression seen in boys and girls before and after puberty.

In children under the age of 11 years, depression is relatively uncommon. In these pre-pubertal children, there is no evidence of the female predominance that is seen consistently in all other age groups; indeed some studies suggest that the prevalence of depression in young boys may actually be higher than in girls. Interestingly, depression in many children does not occur in isolation and the symptoms are often mixed up with anxiety or irritability. Furthermore, depression is not usually the first problem that the child experiences. In about four out of five young children, the development of depression is a complication of other difficulties such as autism or disruptive behaviour problems. Some researchers speculate that the symptoms of depression observed in these children (such as low energy and altered sleep) may represent an 'exhaustion syndrome' that arises as a consequence of the high level of stress associated with their other problems. This idea is important as it overlaps with theories about the role of an overactive stress hormone system in causing depressive symptoms (see Chapter 4). Another noteworthy finding from these large-scale studies is that children who have a family history of depression (e.g. a parent or grandparent who has been treated for depression) are four times more likely than other children to experience an episode of depression early in their life, and if they have one episode, they are more likely than other children to have further episodes.

Given the scepticism in some quarters about whether depression in adults is a 'manufactured' condition, the reports of depression in children aged 5–11 years have opened a whole new can of worms, not least because of the implications for treatment interventions. Many clinicians are understandably reticent about prescribing medications developed for adult disorders to younger people. Studies suggest that talking therapies such as cognitive behaviour therapy and family approaches can be useful, but recent efforts have also turned to the notion that it is important to try to reduce the likelihood of developing depression by increasing resilience in larger groups of young children who may be at risk. For example, this has led to the exploration of any benefits of including mental health promotion within the school curriculum and the introduction of social-emotional learning (SEL) classes. More specific depression prevention strategies have included projects that offer training in mindfulness for children.

Adolescence

Anyone who has spent more than a few days in the company of an adolescent will be aware that mood states, sleep patterns, and self-esteem are highly variable and transient, but also that intense distress can be quite common. As such, there is a considerable challenge in being certain about when normal adolescent unhappiness evolves into a clinical depressive episode that warrants treatment interventions. That said, some of the most recent research indicates that the prevalence of depression in adolescents is the same as in older adults.

One of the important insights from depression research in adolescents is that it is not chronological age but puberty that seems to herald a sharp surge in reported rates of illness. This suggests that hormonal changes may be important, a hypothesis supported by findings that rates of depression in the post-pubertal period are twice as common in young women as young men. As noted in younger children, those adolescents with a family history of either depression or manic depression have a greater risk of developing depression in early adulthood than those without any family history and a family history is more often found in those who develop recurrent episodes of mood problems.

There are many life events that are experienced by young people that are developmentally normal, but that may still trigger episodes of depression. Issues with peer groups, relationship breakdowns, coping with leaving home, and exposure to drugs and alcohol can all precipitate the onset of episodes of depression especially in individuals who may be more vulnerable to depression for other reasons (such as a family history of mood disorders). Also academic performance and economic issues can play a part in this age group. For example, young people who are not in employment, education, or training (so-called NEETs) report depression rates that are three to five times higher than their non-NEET peers. Whilst it is hard to disentangle cause and effect, this finding serves to demonstrate that any interventions for depression in adolescents and young adults cannot be limited to treating depressive symptoms and may well need to include help with re-engagement with social and academic networks.

Unsurprisingly, adolescents frequently show ambivalence about taking medications for depression. Furthermore, young men do not always find it easy to engage with other available treatment interventions such as talking therapies. Some of the solutions proposed to resolve this dilemma include the use of activity- and behaviour-orientated groups to help tackle the symptoms of depression and the exploration of how to use electronic media such as internet applications or web-based programmes. In countries such as Australia research is being undertaken where these options are offered to all school pupils in a particular academic year (e.g. those taking final school examinations that determine their prospects for entry into higher education). Pupils in these school years are targeted on the basis that the rates of depression can be predicted to rise in the face of such stressors and that prevention may be better than cure.

Many young people who do go through a period of depression will find that such psychological problems are confined to adolescence. However, for others it heralds the start of a condition that can affect them for many years. Trying to identify young people who are most likely to develop recurrent mood episodes is a major research priority. Furthermore, it is important to try to differentiate between individuals who may experience repeated episodes of depression and those who may develop manic as well as depressive episodes. There are only a few clues so far. For example, we now know that 70 per cent of individuals who go on to develop bipolar disorder (or manic depression) in early adulthood report that they had a depressive episode in adolescence. Also, this episode often occurs at a slightly earlier age compared to those who get recurrent depression. However, identifying those young adults with a history of depression who may also be at risk of mania is a considerable challenge, as behaviours that can be part of a manic presentation such as risk taking, disinhibited behaviour, staying up all night, and being the life and soul of a party are not necessarily symptoms of illness in late adolescence.

Currently, having a family history of bipolar disorder is one of the few factors that may identify which young people are more likely to experience mania in the future. The limited ability to predict future bipolar disorder with any certainty is a significant barrier to effective treatment. Several surveys of individuals with bipolar disorder identify that the delay in identifying the problem and offering the most appropriate interventions is one of the biggest issues for patients and their families.

A further issue in trying to identify which individuals will ultimately develop bipolar disorder is that even someone with an above average risk is less likely rather than more likely to ever experience an episode of mania. It is currently estimated that less than one in three individuals with multiple risk factors will develop a full-blown bipolar disorder. As such, it is not rational to start prescribing treatments that are used routinely for older adults with an established illness to individuals at risk of, but who do not have a diagnosis of, bipolar disorder. Some researchers have focused on developing interventions with a high benefit to risk ratio. These include non-medical approaches such as lifestyle management and psycho-education programmes that can help a young person to manage any fledgling symptoms or cope with social problems without the risk of side effects or adverse effects that might be seen with some medications. However, there is not yet sufficient evidence to support the introduction of these strategies in day-to-day clinical practice.

Depression in women of child-bearing age

Rather than considering all manifestations of depression in women, we discuss two depressive disorders associated with child bearing, namely post-natal depression and puerperal psychosis.

The birth of a baby is often a reason for celebration and a post-natal depression associated with such an event is frequently regarded as inexplicable by those outside the immediate family circle. It is easy for people to accept that a new mother may feel emotional or weepy in the days immediately after delivery of a baby, when hormone levels come crashing down, physical exhaustion kicks in, or both parents feel overwhelmed by the responsibility of caring for a new baby. However, these transient 'baby blues' are not the same as a more intense and persistent depressive episode which needs to be viewed as a very serious problem that requires early intervention. Any treatment offered must also address directly the feelings of guilt that are expressed by the mother about becoming depressed.

In most ways, the signs and symptoms of post-natal depression reflect those seen in depressions that occur at other times, but what sets post-natal depression apart is the potential impact on the baby. Not only does the depression impair the mother's self-care and her quality of life, but it may affect the day-to-day care of the baby. Importantly, it can complicate plans for breastfeeding as some antidepressant medications are secreted in breast milk and would be passed to the baby via this route. Depression at this time can affect the bonding process between a mother and her child because a depressed mother may be less able to interact with her baby or respond in a warm and consistent manner. Unfortunately, her feelings about this can exacerbate and prolong her depression and she may express views that she is a bad mother. It is easy to see how such self-criticism makes it difficult for the new mother and those around her to cope with the depression.

Given that interventions for the mother will also help the well-being of the child there are many clinical programmes aimed at the early recognition and treatment of post-natal depression. Many obstetric and midwifery services use screening questionnaires to try to detect the problem as early as possible. This type of work has identified some very important issues with regard to the timing of onset of depressive symptoms. Contrary to the assumption that all women who wanted to become pregnant will be very content and happy throughout, it seems that many of the symptoms of so-called post-natal depressions can actually begin during the antenatal period. This finding has significant implications for the support and care offered to pregnant women and suggests that screening programmes need to commence earlier.

As discussed in Chapter 4, if a pregnant woman begins to experience depressive symptoms in the antenatal period it is likely that her stress hormone system is more active. Furthermore, the direct connections between the mother and baby (via the placenta) means that this hormonal overactivity can in some cases have an effect on the child's responses to stress in their early life (because the hormones can cross the placenta and influence the development of the stress hormone system of the infant). Taken together this research emphasizes that treating depression associated with pregnancy and childbirth is important for both short-term and long-term well-being of the woman and the child.

Puerperal or post-partum psychosis is an uncommon condition, occurring in about one in 1,000 pregnancies. It is thought to be related to bipolar disorder and the symptoms may be accompanied by loss of reality or psychotic symptoms (hallucinations and delusions), and frequently by ideas of suicide or fear of harming the baby. The problem has been well recognized throughout history and the first psychiatric descriptions are attributed to Osiander in 1797. A description of the condition by Gooch that was written in the 1830s gives a flavour of the disorder: 'the patient swears, bellows, recites poetry, talks bawdy and kicks up such a row that there is the devil to pay in the house'.

In a paper on the history of psychiatry, Hilary Marland provides an elegant review of the case notes of women diagnosed as suffering from puerperal insanity in asylums in the 19th century. Marland reports that many different stages of puerperal mania were described including states which are no longer recognized, such as dullness and relapse into drollery. Importantly, it is clear that the illness was often viewed in a judgemental way, being regarded as associated with sexuality and contravention of codes of decent female behaviour and maternal duty. Puerperal Insanity was attributed to the physical nature of childbirth but also to social factors such as poverty, poor nutrition, difficult family relationships, and stress. Treatment included feeding to the point of stoutness as well as rest and nutrition. In English literature, one of the most famous short stories thought to describe puerperal psychosis is *The Yellow Wallpaper* by Charlotte Perkins Gilman. The text has frequently been debated both for its depiction of the illness experience, but also for the conscious or subconscious maltreatment of the woman by her husband and his medical colleagues.

Today, puerperal psychosis is recognized as an extremely serious illness often regarded as a medical emergency requiring inpatient treatment at specialist mother and baby units. Reasons for the

Box 4 Infanticide

In the 19th century a plea of puerperal insanity was used as a defence in cases of infanticide and it was seen as a major public health problem in Europe at the time. To this day, peri-natal depression or puerperal psychoses remain the most common diagnoses associated with infanticide and if recognized by the court are usually associated with a more lenient penalty than other forms of murder.

high level of concern about this problem become apparent through reading several of the published confidential inquiries into maternal deaths (defined as deaths that occur during pregnancy or in the year after the birth of the baby). Documents such as *Why Mothers Die* highlight that tragically suicide is the leading cause of death in new mothers. It is also the commonest cause of mothers killing their children usually in the heart-breaking belief that they are saving their child from future suffering (see Box 4).

Depression in men

Depression has so often been presented as a 'woman's disease' that it is only relatively recently that health promotion and public information campaigns have recognized the need to target messages at the male population in order to improve the identification of depression and to increase the uptake of treatment in men. There are few differences in the nature of the symptoms experienced by men and women who are depressed, but there may be gender differences in how their distress is expressed or how they react to the symptoms. For example, men may be more likely to become withdrawn rather than to seek support from or confide in other people, they may become more outwardly hostile and have a greater tendency to use alcohol to try to cope with their symptoms. It is also clear that it may be more difficult for men to accept that they have a mental health problem and they are more likely to deny it, delay seeking help, or even to refuse help.

There are no reasons for the onset of depression that are unique to men, but some life events do seem to be particularly associated with the development of the problem. For example, becoming unemployed, retirement, and loss of a partner and change of social roles can all be risk factors for depression in men. In addition, chronic physical health problems or increasing disability may also act as a precipitant.

The relationship between physical illness and depression is complex. When people are depressed they may subjectively report that their general health is worse than that of other people; likewise, people who are ill or in pain may react by becoming depressed. Certain medical problems such as an under-functioning thyroid gland (hypothyroidism) may produce symptoms that are virtually indistinguishable from depression. Overall, the rate of depression in individuals with a chronic physical disease is almost three times higher than those without such problems. Evidence shows that depression is associated with an increased risk of developing certain conditions more than others, for example coronary heart disease, stroke, some cancers, and certain types of diabetes. These findings have become increasingly important as research indicates that some of these problems have shared genetic risk factors. Clinically, physicians and psychiatrists now recognize that the outcome of these physical disorders may be improved by treating the depression as well as the medical condition, and many programmes for chronic physical disorders now take this issue into account.

Suicide

A detailed account of the complexity of the underlying causes of suicide, clinical assessment of the risk of suicide, and its management is unrealistic in this short publication. However, it is impossible to write about mood disorders without acknowledging that individuals who are depressed are more likely than any other group in society to kill themselves. In this brief discussion we highlight some of the difficulties in assessing rates of suicide, what is known about current rates of suicide, offer a few comments on controversies (such as suicide rates and economic recession, copycat suicides, etc.), and what strategies actually reduce overall rates of suicide in a population.

A long-standing problem in gathering data about suicide is that many religions and cultures regard it as a sin or an illegal act. This has had several consequences. For example, coroners and other public officials often strive to avoid identifying suspicious deaths as a suicide, meaning that the actual rates of suicide may be under-reported. Also, in countries where suicide is illegal, criminalizing the act means that those left behind often experience further distress and stigmatization. Attitudes have begun to change, but the taboo about this subject has created problems about the collection of data and understanding of the reasons for suicide. Furthermore, perceptions of what constitutes suicide are also being reviewed and debates about assisted dying for those with terminal illnesses and the 'right to die' serve to demonstrate that this is an emotive issue that is always likely to provoke both sympathy and controversy.

According to the World Health Organization one person commits suicide every minute throughout the world; which equates to about one million people annually. All mental disorders carry an increased risk of premature death, but the risks are highest in depression and bipolar disorder where suicide is increased fifteen- to twentyfold compared to the general population. Rates of suicide have increased significantly in the last half-century, but it is also clear that they vary greatly between countries. The lowest annual rates are reported in Muslim and Latin American countries (about 6 suicides per 100,000 persons) and the highest in countries that were previously identified as Eastern Europe (about 30 per 100,000). Men die more often from suicide than women and men also tend to use more violent methods of suicide such as hanging or shooting, whereas women are more likely to take an overdose of medication.

Risk of suicide varies across the lifespan and the two age groups at highest risk are 15–24-year-olds and over 65-year-olds. In Western countries there has been a substantial increase in suicide rates in young men and it is thought that this may be secondary to access to lethal methods such as car exhaust fumes, high alcohol consumption, and lack of access to support or timely help and unemployment. There is some research that shows fluctuations in suicide rates according to variations in economic prosperity and recession, and a recent publication suggested that there were 10,000 additional suicides (over what would be predicted) associated with the recent economic recession in Europe. These findings have some parallels with early theories of suicide that highlight the influence that social factors may have on individuals.

In 1897, Émile Durkheim, a French sociologist, published his study of suicide that argued that the causes of suicide were linked more with social factors than individual characteristics. He observed that the rate of suicide varied with time and place, for example being less common during times of peace than during times of war and more likely in times of economic depression rather than prosperity. He looked for factors that explained variations other than emotional stress, such as the degree to which individuals feel integrated into society and developed a typology to describe different forms of suicide (see Box 5).

Most individuals with depression can and do recover from their illness episode and, even if they experience further relapses, suicide is a rare outcome. Nevertheless, suicide is viewed as a tragic consequence that should be prevented if at all possible and so clinical programmes have been introduced to improve the detection of depression and provide early access to effective

Box 5 Durkheim's typology of suicide

- Anomic suicide: where an individual lacks social direction and is no longer guided by society because it has such a weak effect upon the individual.
- Altuistic suicide: where an individual is strongly integrated into a society which exerts a strong influence on an individual's decision to kill themselves.
- Egoistic suicide: where an individual is not integrated into a society and represents an individual's decision who is no longer dependent on others' control or opinion.
- Fatalistic suicide: which is the result of strict rules in a society which have proved decisive for the destiny of an individual (the opposite of anomic suicide).

treatments especially for vulnerable groups, such as people recently discharged from a psychiatric hospital. These strategies are combined with training to ensure that clinicians ask depressed patients if they have thought about harming themselves. Suggestions that asking such questions would increase the likelihood that the patient would act on ideas of suicide are entirely unfounded, and indeed for most patients being able to talk to a professional about these thoughts is a relief. Whilst ensuring that clinicians identify individuals at increased risk of suicide is vitally important, research suggests that ultimately, the most effective way of decreasing the rates of suicide is to use population-based interventions ranging from guidelines on media reporting through to reducing access to means.

It is difficult to be certain whether the media portrayal of suicide might lead to someone else killing themselves. Evidence for copycat suicides is equivocal, although it is suggested that the risk is especially increased when a famous person is involved.

However, concerns about the risk of copycat suicides are not new, and there are documented examples from previous centuries. For example, there was a spate of copycat suicides in 1774 after the publication of Goethe's novel *Die Leiden des Jungen Werthers* (The Sorrows of Young Werther), which described how a young man killed himself because he was unlucky in love. The book was eventually banned.

More recently, concerns have been voiced that some suicides may have occurred after individuals became distressed as a result of cyber-bullying which includes negative or abusive comments being posted on internet web-pages or circulated via different internet sites. This has led to some attempts to promote guidelines on responsible reporting of suicides in the media and attempts to regulate access to websites or modify the content of unregulated sites (although the latter is difficult to implement).

The most effective strategy for reducing suicide rates is to reduce access to methods for killing oneself. For example, suicide rates are lower in countries with stricter limitations on access to firearms. Also, in the early 20th century placing one's head in a gas oven was a common method of suicide in the United Kingdom, but following the conversion from coal gas to North Sea gas the suicide rate dropped. Following on from this, new car exhausts are now fitted with catalytic converters to reduce deaths by carbon monoxide poisoning.

Restricting access to barbiturates in the 1960s led to a 23 per cent reduction in suicide by these drugs; limiting the purchase of over-the-counter painkillers (analgesics) such as paracetamol and using blister packs to slow ingestion have been found to be effective in some studies. Other public health interventions include the erection of barriers or nets placed in suicide hotspots such as the Clifton Suspension Bridge in Bristol in the United Kingdom and the Golden Gate Bridge in San Francisco in the USA (see Figure 3). Telephone helplines such as the Samaritans provide the

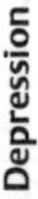

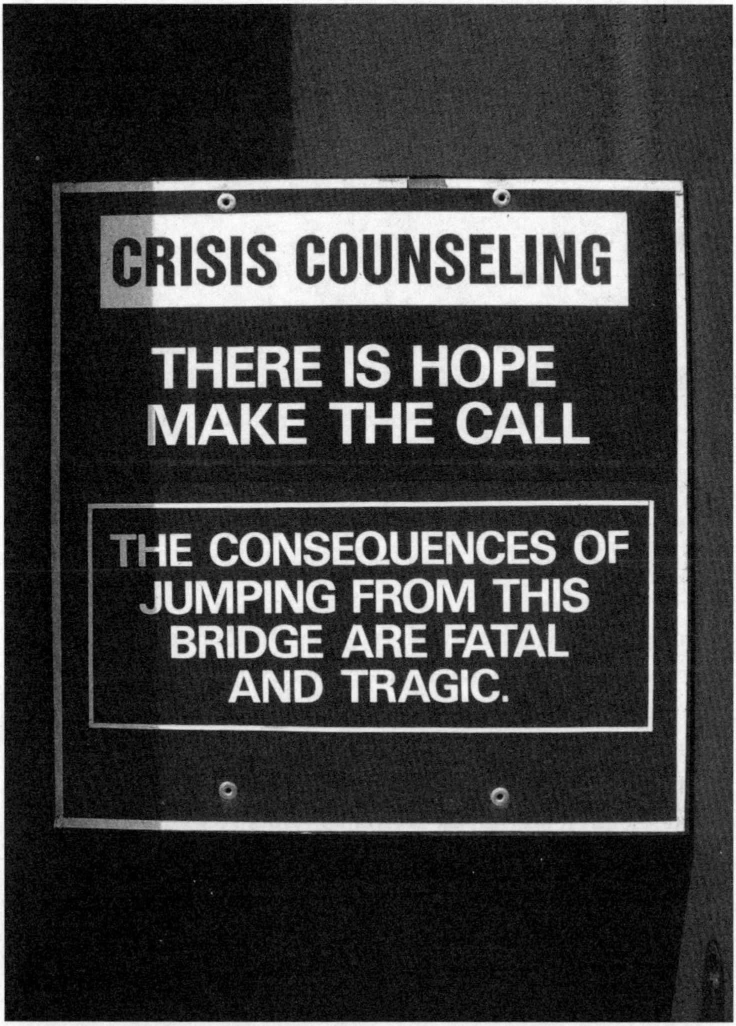

3. **The crisis counselling sign on Golden Gate Bridge in San Francisco.**

opportunity for people to talk in confidence in the hope this will prevent them from acting on suicidal thoughts and signs displaying telephone helpline numbers are displayed on many high-level bridges.

Chapter 4
Models of depression

Epidemiological studies of depression give important insights into populations at higher risk of depression. For example, the prevalence of depression is higher in groups living in socially adverse conditions, and is higher in those with a recent experience of bereavement. However, not everyone in these circumstances will develop a clinical depression. Theories about the causes of depressive illnesses can help to clarify the reasons for these individual differences. Here, we highlight some of the best-known biological, psychological, and social models and then discuss attempts to integrate these into a multi-dimensional theory.

Biological models: monoamine and neuro-endocrine hypotheses

The initial chemical imbalance model of depression arose by serendipity. In the mid-20th century, reports began to appear that suggested that a number of medications used to treat medical problems could increase or decrease symptoms of depression. Knowledge of how these drugs affected the amount of different chemical molecules in the brain led to the development of the monoamine hypothesis of depression. To understand this, it is useful to briefly outline how messages are transmitted through the nervous system.

Many brain regions are important in the regulation of emotions. Communication between these regions and with the rest of the body occurs via the nervous system. Each neuron (nerve cell) comprises a cell body with an axon (like a tail) that has many dendrites (branches). Multiple communication pathways are established through the development of connections between networks of dendrites, and some nerve cells increase the activity of neurons in their network, whilst others decrease responses (called inhibitory neurons). Nerve cells are not in direct contact with each other, they are separated by a small gap called a synapse, and information is passed across the synapse by a molecule called a neurotransmitter (chemical messenger). When the electric impulse passes down the axon it leads to the release of the neurotransmitter from a vesicle (storage area). This molecule 'docks' with a receptor on the next cell and the message is transferred across the network (see Figure 4). The receptors are deactivated between messages and the neurotransmitter is released from the dock back into the synapse from where it is reabsorbed into the neuron from which it originated (a process referred to as re-uptake). There are at least thirty neurotransmitters, but the subgroup called monoamines that include norepinephrine, dopamine, and serotonin are regarded as particularly important in depression. It is suggested that serotonin regulates many important functions in the body such as sleep, eating, and mood; norepinephrine is implicated in stress reactions and alertness and energy and interest in life, and dopamine levels may influence motivation, pleasure, and 'reward-seeking' behaviour. Also, it is suggested that changes in serotonin may promote or reduce norepinephrine activity.

In the 1950s, separate observations were reported regarding the effects on mood, energy, and appetite of a new anti-hypertensive drug and a new anti-tuberculosis medication. Reserpine was introduced as a treatment for high blood pressure, but about 15 per cent of individuals receiving it reported experiencing significant levels of depression, sometimes accompanied by

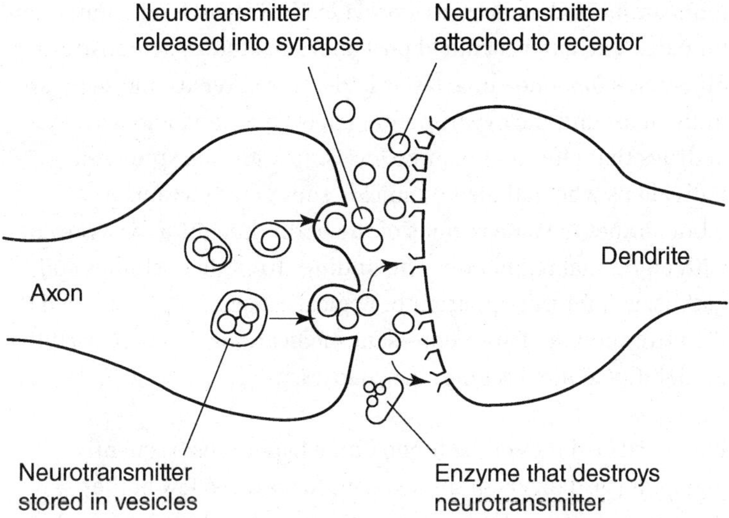

4. A synapse in the nervous system.

thoughts of suicide. In contrast, individuals in a sanatorium on Staten Island in the USA who received iproniazid as a treatment for tuberculosis reported feeling happier, more energized, and their appetite improved. Although these drugs were apparently unconnected, it was established that they acted on the same neurotransmitter systems in the brain and that reserpine reduced the circulating levels of monoamines, whilst iproniazid increased the levels (by preventing the action of monoamine oxidase, an enzyme that reduces the amount of monoamine neurotransmitters available in neurons).

The monoamine theory of depression was very popular in the 1960s and 1970s, and it was suggested that a deficiency in monoamines available in the synapse (either because of underactive production or overactive breakdown of these neurotransmitters) could explain the observed symptoms of depression. There were slight differences in views regarding whether the most important disturbance was in norepinephrine (favoured in the USA) or in serotonin (favoured in Europe), but support for the notion of monoamine 'imbalances' was provided by research on animals and humans. The latter included post-mortem studies demonstrating differences in monoamine levels in depressed versus non-depressed individuals and the experimental effects on mood and activity of drugs that alter monoamine levels. In addition, studies of individuals who had died by suicide showed reductions in monoamines in some regions of the brain thought to be associated with emotional regulation. The findings from these studies and enthusiasm for this apparent biological cause of depression led to the introduction of antidepressant medications that increased the availability of monoamines in synapses.

Published critiques of the monoamine hypothesis frequently highlight the dangers of the selective focus on so few of the neurotransmitters that operate in the brain, as there is limited information on what the other 90 per cent of chemical messengers are doing during this process. Also, in animal studies it is clear that monoamines influence multiple behaviours not just those that might be interpreted as being depression related. Most international researchers are aware of these weaknesses in a model of depression that implicated a single neurotransmitter system and even Schildkraut, who was one of the first American scientists to describe the monoamine theory, was quoted as saying the theory was 'undoubtedly, at best, a reductionist oversimplification of a very complex biological state'.

The monoamine theory was instrumental in the development of depression-specific medications, but the widespread use of antidepressants has exposed other flaws in the model. The most obvious is that not all medications that alter monoamine levels produced the anticipated mood or behavioural effects. Also, there is a time-lag of about two weeks between increases in monoamine levels and evidence of changes in depressive symptoms that cannot be fully explained by the model and may indicate that the monoamine changes are a secondary or downstream effect of some other primary biological process. Partly in response to this, later revisions of the model shifted away from a focus on the amount of neurotransmitter available in the synapse to the importance of receptor sensitivity, suggesting deficiencies in docking system may be more germane. Also, scientists have highlighted that the neurotransmitter systems have important links with other neural pathways and the neuro-endocrine (hormone) system.

Another key biological model of depression is the neuro-endocrine hypothesis. A range of hormones have been implicated in the causes of depression and individuals with endocrine disorders such as hypothyroidism are at increased risk of depression. Whilst disturbances in several hormones (e.g. thyroid hormones, testosterone, oestrogen, progesterone) have been associated with depression, most research has focused on the regulation of stress responses through the linkages within the hypothalamic-pituitary-adrenal axis (HPA axis), an important system connecting the nervous system and the endocrine system.

The endocrine system consists of a number of organs in the body such as the thyroid and adrenal glands that help regulate many body functions through the release of hormones into the bloodstream. The hormones are produced in response to messages from the brain and the levels of different hormones fluctuate in a predictable way at certain stages of life (e.g. sex hormone levels change at puberty) and also during the course of the day (e.g. varying over the 24-hour sleep–wake cycle). Unlike neurotransmitters, the messengers that control the first link in the chain between the brain and the endocrine glands are molecules (peptides) called releasing factors. Releasing factors are produced in a brain region called the hypothalamus (a key structure for regulating hormone secretion) and send messages to the pituitary gland which in turn prompts the release of hormones from endocrine glands. The increased levels of circulating hormones in the bloodstream regulate a number of processes around the body, but also influence the activity of the neuro-endocrine system and prevent the overproduction of hormones via a feedback loop.

Serotonin, norepinephrine, and dopamine receptors are all present in the hypothalamus, suggesting connections between the activity of the monoamine system and the regulation of hormones. Furthermore, these monoamine pathways link the amygdala and hippocampus (brain structures known to play a critical role in emotional regulation) to the neuro-endocrine system. In day-to-day life, hormone levels change when the body responds to acute stress. For example, higher levels of adrenalin are produced when a person encounters any sort of anxiety provoking event, which can range from public speaking to life threatening situations, etc. In these circumstances a person's heart rate may increase, they may begin to feel dizzy or nauseous, and they may become hyper-vigilant (the so-called flight or fight response).

Interestingly, the brain responds to chronic adversity or sustained stress by producing a different sequence of hormones. First, corticotrophin releasing factor (CRF) is released from the hypothalamus. This in turn increases the production of adreno-corticotrophic hormone (ACTH) from the pituitary and ACTH regulates the release of cortisol (a stress hormone) from the adrenal gland. Cortisol has wide-ranging effects around the body including significant effects on metabolism (e.g. delivering fuel to muscles) as well as affecting behaviour via its links with numerous brain regions (see Figure 5).

The difference between normal and abnormal adaptation to chronic stress is that in the latter scenario the normal feedback loop does not function as expected. This has several implications, for example CRF levels appear to be important in 'fear conditioning' and the development of emotional memories of reward and punishment. Most importantly, the HPA system is no longer turned off by high levels of circulating cortisol and the normal daily variation in the amount of cortisol in the bloodstream is lost. Persistently high levels of cortisol are not good for many brain cells, and may speed up the usual rate of death of some neurons and have negative effects on memory and learning. In addition, these high levels of cortisol can

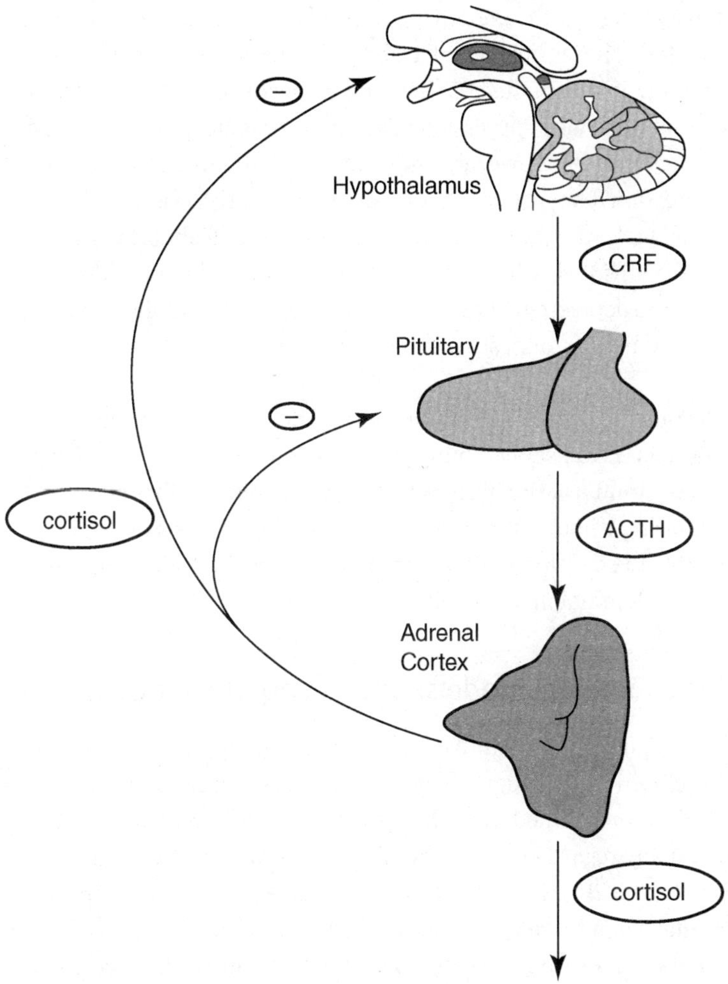

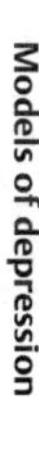

5. The Hypothalamic-Pituitary-Adrenal Axis and the 'normal' negative feedback loop.

be associated with reduced levels of the neurotransmitters linked to mood regulation.

The changes in mood, appetite, and energy seen in these abnormal responses to stress resemble the core features of clinical depression, leading many researchers to propose that disturbed HPA axis functioning was the underlying cause of depression. At one point in the 1980s, it was hoped that a laboratory investigation that measures the functioning of the HPA axis and the feedback system (called the dexamethasone suppression test) might provide a diagnostic test for depression. However, whilst animal and human models of depression demonstrate abnormalities in the HPA axis, not all individuals who experience depression show such abnormalities and some individuals who do demonstrate HPA axis abnormalities do not have depression but have other mental health problems such as anxiety, bipolar, or post-traumatic stress disorders, etc.

Despite the complexity of unravelling the cause and effects of altered HPA axis functioning in depression it remains an important focus for international research. Many ongoing studies are exploring whether targeting the functioning of this axis might enable the development of new medications that can reduce the risk of depression or treat its symptoms.

Psychological models: Beck's cognitive model

Although several cognitive and behavioural theories of depression have been described, we focus mainly on Aaron Beck's model. Beck, who qualified in medicine at Brown University in the USA, is usually regarded as the founding father of Cognitive Behaviour Therapy (CBT). Beck developed an interest in psychotherapy at a time when there was a shift towards behavioural models of emotional disorders, partly driven by the failure to demonstrate a scientific basis for psychoanalysis. Beck attempted to find evidence in support of psychoanalytic theories, but his research on thinking and cognition in patients with depression undermined the notion of unconscious motivations. Beck found that the content of an individual's conscious thoughts and the ways in which they processed information offered a far more powerful explanation of the experiences described by depressed patients and during the 1960s Beck wrote his seminal papers on depression detailing a cognitive model of emotional disorders (see Figure 6).

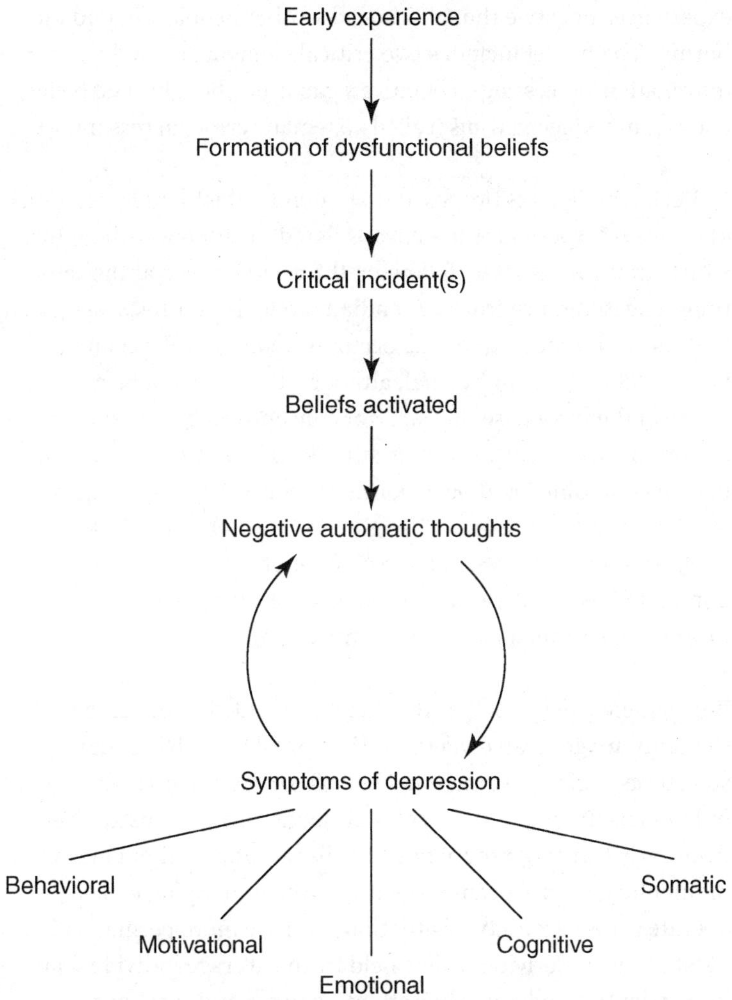

Early experience

↓

Formation of dysfunctional beliefs

↓

Critical incident(s)

↓

Beliefs activated

↓

Negative automatic thoughts

⇅

Symptoms of depression

Behavioral

Motivational

Emotional

Cognitive

Somatic

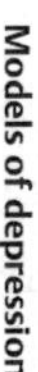

6. Beck's Cognitive Model of Depression.

Beck's model offers a continuity hypothesis, which is to say that the model suggests that disorders such as depression are exaggerated forms of normal emotional responses such as sadness. It also views emotional and behavioural responses to events or experiences as being largely determined by the cognitive appraisal made by the individual, for example, social avoidance may arise if a person experiences negative thoughts such as 'other people will find me boring'. The model includes two critical elements related to information-processing—cognitive structures (thoughts and beliefs) and cognitive mechanisms (called systematic errors in reasoning).

In Beck's model, it is proposed that an individual's interpretations of events or experiences are encapsulated in automatic thoughts, which arise immediately following the event or even at the same time. The difference from a Freudian model is that Beck suggested that these automatic thoughts occur at a conscious level and can be accessible to the individual, although they may not be actively aware of them because they are not concentrating on them. The appraisals that occur in specific situations largely determine the person's emotional and behavioural responses, and this sequence is referred to as the Event-Thought-Feeling-Behaviour link. Furthermore, in depression, the content of a person's thinking is dominated by negative views of themselves, their world, and their future (the so-called negative cognitive triad).

Beck's theory suggests that the themes included in the automatic thoughts are generated via the activation of underlying cognitive structures, called dysfunctional beliefs (or cognitive schemata). All individuals develop a set of rules or 'silent assumptions' derived from early learning experiences. Whilst automatic thoughts are momentary, event-specific cognitions, the underlying beliefs operate across a variety of situations and are more permanent. Most of the underlying beliefs held by the average individual are quite adaptive and guide our attempts to act and react in a considered way. Individuals at risk of depression are hypothesized to hold beliefs that are maladaptive and can have an unhelpful influence on them. Such beliefs may be dormant for long periods but become reactivated by a so-called critical incident, namely an event that carries a specific meaning for that person (and has parallels to the events or experiences that led to the initial development of the belief). For example, an individual who experienced emotional neglect as a child may develop a negative belief that they are unlovable and this belief may be reactivated by an experience of personal rejection.

In depression, the automatic thoughts represent biased appraisals of external events or internal stimuli (arising from within the body), and the conviction that these thoughts are accurate reflections of reality is maintained by systematic errors in reasoning. This means that an individual may selectively focus on or screen out information from their environment that either supports or refutes their view of themselves and their world. For example, in someone who is depressed, the failure of a friend to return a telephone call may lead to 'jumping to conclusions' and focusing on the thought that the person no longer values the friendship (rather than considering other plausible explanations such as their friend was very busy or is notoriously forgetful). Importantly, this faulty information processing contributes to further deterioration in a person's mood, which sets up a vicious cycle with more negative mood increasing the risk of negative interpretations of day-to-day life experiences and these negative cognitions worsening the depressed mood.

Beck suggested that the underlying beliefs that render an individual vulnerable to depression may be broadly categorized into beliefs about being helpless or unlovable. Thus events that are deemed uncontrollable or involve relationship difficulties may be important in the genesis of depressive symptoms. Beliefs about 'the self' seem especially important in the maintenance of depression, particularly when connected with low or variable self-esteem.

A common criticism of Beck's model is that the automatic thoughts and reasoning errors might not precede the development of the depressive episode but may actually be a consequence of a negative mood shift. This has long been acknowledged by Beck, who stated that whilst the vicious cycle of negative thinking leading to low mood and then to further negative thinking may represent a causal theory in some cases, it can be a perpetuating factor in other forms of depression. A further unresolved issue is whether maladaptive underlying belief patterns are separate vulnerability factors for depression, or represent the individual's temperament or personality style. Furthermore, dysfunctional beliefs are reported in a range of mental health problems and, as with the biological models, key elements of the model may not specifically predict depression.

Over the last forty years, there have been a number of developments and revisions of the cognitive model, with increasing attention to cognitive-emotional regulation. For example, one 'response coping style' that can amplify negative mood states is called rumination. A ruminative response style that includes reflection and distancing oneself from a situation to gain sufficient perspective and reduce the negative effect on oneself is not necessarily problematic. However, in some individuals rumination takes the form of toxic brooding on issues, with the individual constantly asking the question 'why does this happen to me?', becoming preoccupied with their own negative feelings and being unable to escape the negative cognitive-emotional loop. This response, sometimes described by the phrase 'getting depressed about being depressed', also tends to reduce the likelihood that a person can actively engage in solving their problems and this response style is closely linked to the onset and maintenance of depression. As such, rumination offers an important potential target for the new models of CBT that are being developed and is also relevant to models used in mindfulness.

Social models: Brown and Harris's studies of depression in women

A moment of reflection about some of the social factors that may increase the risk of developing a depressive disorder leads to the conclusion that many of them are interrelated and likely to occur at the same time. This is particularly true with regard to issues such as unemployment, low socio-economic status, and poor housing, which can be interlinked in a variety of ways. As such, researchers initially found it difficult to disentangle these macro-level phenomena and it was hard to gain a clear understanding of the unique aspects of any individual's experience of their social circumstances; the quality of their core social roles; and the differences in the personal meanings of the life events they reported. A British psychologist called George Brown and a sociologist called Tyrell Harris undertook a series of studies during the 1970s and 1980s that began to link social and psychological perspectives and to understand how these could increase a person's susceptibility to depression. A key element of the studies was the implementation of new types of research interviews that examined the unique individual meaning of any life events and the social difficulties described.

In the initial study, the research team interviewed women in South London, and found that nearly 10 per cent had developed a depressive disorder during the previous year and that nine out of ten of those who became depressed reported serious adversity (negative life events such as domestic violence or ongoing difficulties such as caring for a parent with dementia). In contrast, serious adversity was reported by only a small proportion of the women who had not become depressed. The researchers also found that although there was a much higher rate of depression among working-class women, this only occurred among those with children at home. The women in Brown and Harris's study, who lacked social support from an intimate relationship in their life, were four times more likely to become depressed in the face of these negative experiences (see Box 6). The researchers proposed that the women who experienced depression in the face of these life events were more likely to report a set of specific vulnerability factors; findings which were published in a seminal book called *Social origins of depression: a study of psychiatric disorder in women.*

Box 6 George Brown's vulnerability factors in women

- having three or more children under the age of 14 years
- having no paid employment outside of the home
- a lack of a confiding relationship.
- loss of her mother before the age of 11 years

The second study concentrated on working-class women with a child living at home. Over 400 mothers living in Islington, an inner-city area in north London, were interviewed and anyone who was currently depressed was excluded from the study. One year later over 300 women were interviewed again and the researchers explored social and psychological experiences associated with new onsets of depression. The findings concerning life events were particularly thought-provoking as the researchers uncovered some important caveats that may explain different reactions to similar events and the nature of events linked to onset of depression and also to recovery. For example, the study confirmed that severe threatening events, especially those concerning loss, were important precipitants of depression in women with one or more of the identified vulnerability factors (listed in Box 6).

Interestingly, the use of more refined assessment procedures allowed the researchers to uncover that life events that could be categorized as 'humiliation' or 'entrapment' experiences were particularly associated with the onset of a depressive episode. Loss events which did not involve humiliation were more than 50 per cent less likely to be followed by the onset of depression. The match between such events and the shame felt by some women seemed to be explained by underlying low self-esteem. Also, the researchers reported that even in depressed women who were experiencing difficulties in one area of their life (such as marital difficulties), a 'fresh start event' in another life domain (such as starting a college course) often seemed to help to set them on the pathway to recovery. Taken together, these findings offered important insights into differences in the predisposition to develop depression, the risk factors that may precipitate a specific depressive episode, but also social events that might modify the course of illness and be associated with recovery.

Biopsychosocial models

Whilst media pronouncements on theories about depression take polarized views of the literature, researchers are more inclined to acknowledge that there are important overlaps between elements of psychological, social, and biological models. For example, the concept of matching events in women at risk of depression described in Brown and Harris's work is very similar to Beck's notion that it is the life events with a specific personal meaning for an individual that activate underlying beliefs and set off the cycle of depression.

The neuro-endocrine and monoamine models highlight that these two biological systems are connected and therefore affect the regulation of neurotransmitter and stress hormones. They also emphasize the importance of the level of stress in an individual's social and family environment, recognizing that life events or chronic adversity are potent causes of changes in the nervous and neuro-endocrine systems.

The four theories described highlight the interaction between stress and vulnerability factors, but in order to integrate these approaches more fully it is useful to consider the origins of the vulnerabilities. For example, why are some individuals more likely to manifest monoamine dysfunctions or to have an HPA axis that is more sensitive to stressors, and why do some people develop dysfunctional and unhelpful underlying beliefs?

Figure 7 offers a simple representation of the stress-vulnerability model. This simple schematic identifies that under extreme stress

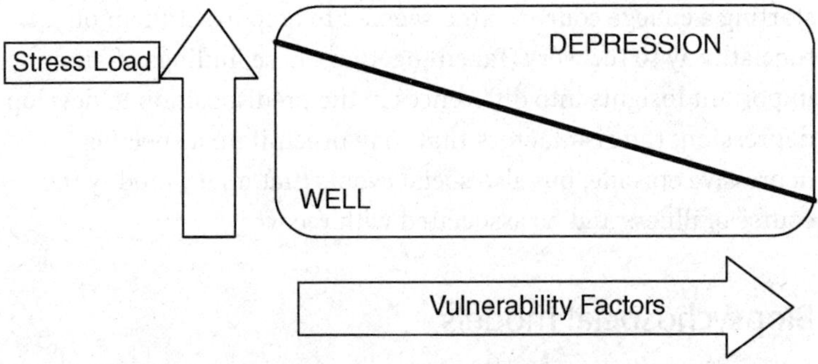

7. A simple representation of a stress–vulnerability model.

anyone might experience a depressive episode, but it does not differentiate the different elements of vulnerability. To provide a snapshot of some of the ongoing difficulties of differentiating 'nature versus nurture', we will briefly highlight current ideas on gene-environment interactions and how the many different systems in the body may interact. We begin by examining research on families, then genes and the environment.

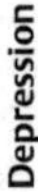

Family research

Depression runs in families, and research from around the world robustly and repeatedly shows that the children of a parent who has a history of depression have a two- to fourfold increase in their risk for developing a depressive episode, and a family history in more than one generation (e.g. in parents and grandparents) not only increases the risk of depression, it increases the likelihood that the depression may start earlier in life. However, these findings do not prove that depression is inherited. For example, living with a depressed parent may adversely affect family interactions and might increase the likelihood that other family members would also become depressed. Having several generations affected within a family may mean each generation has developed certain patterns of behaviour or so-called coping styles that affect the family environment in such a way as to increase the likelihood that the next generation may also be at risk of depression.

Genetic vulnerability

To clarify genetic vulnerability to depression it is helpful to examine the genetic makeup of a group of relatives and one of the best methods for doing this is to consider twin studies. Twins can be identical (monozygotic) sharing 100 per cent of their genes in common or non-identical (dizygotic) sharing 50 per cent of their genes in common, and therefore being no more genetically alike than brothers and sisters. Using this knowledge, researchers ascertain the rates of depression in one member of the twin pair, and then investigate how frequently the second twin also reports a depressive episode. The frequency of depression in both twins in one pair is termed the concordance rate. If genetic factors are relevant then the concordance rates in the identical twins should be higher than those in non-identical twins, and the rates of depression in the latter group should be about the same as seen in other family members who share 50 per cent of their genes in common, such as siblings and parents.

One such study of over 100 twin pairs that was undertaken at the Maudsley Hospital in London showed that identical twins had concordance rates of about 46 per cent for depression compared with about 20 per cent in non-identical twins. Similar findings have been shown in other twin studies and they highlight two very significant issues with regard to genetic vulnerability or inheritance. First, they show that genetic factors are important in the risk of developing depression and second, that even if an individual shares 100 per cent of their genes in common with someone who has developed depression, that does not mean they will experience a depressive episode. The latter is worth emphasizing as it means that genetic factors alone cannot explain the occurrence of depression, but that social, psychological, and environmental factors are also important in determining which individuals with genetic vulnerability to depression actually experience a clinical episode.

To help people understand this information, it is useful to briefly consider what 'genetic risk' actually means. The genes inherited via our parents are important in determining many of our physical characteristics or traits such as hair colour, and genes can also influence our personality characteristics. However, at a basic level, genes control biological processes, and in reality many genes, often interacting in complex ways, influence the expression of a particular trait. There is not a single gene linked to a specific behaviour or a particular emotional state. As such we will never find a gene that dictates that one person is an introvert or another is an extrovert. By the same token, there will never be a 'gene for depression' or a 'gene for schizophrenia'. A more plausible model is that: (a) some mental processes and behaviours are more strongly inherited than others, but that (b) even when genetic factors are involved, there are likely to be many genes that play a part and that (c) each individual gene only has a small influence on the final picture. Also, just to make matters even more complicated, the activities of many genes can be turned on or turned off in different environments.

Despite the complexities of genetic coding, some interesting findings have emerged, including evidence from the Human Genome project that genes on certain chromosomes (e.g. on genes 12, 15q, etc.) may be more strongly linked to depression than expected by chance alone. Furthermore, some researchers have reported associations between genes that influence serotonin receptors and those that influence monoamine oxidase (the enzyme that influences the breakdown of monoamines and can be associated with depression). However, these findings should be viewed with caution as it is often the case that initially promising linkages are not replicated in later studies.

An example of replicating research findings comes from a study by a group of researchers led by a psychiatrist called Caspi. In 2003, they reported that they had identified a connection between a gene that regulates serotonin and an individual's ability to bounce back from a significant traumatic experience such as childhood abuse or neglect (i.e. their resilience). The researchers undertook a long-term community study that assessed individuals prospectively for many years from the age of about 3 years until around 25 years of age and found that individuals who had one variant of a serotonin transporter gene (without getting too technical, it is called 5HTTLPR-S) developed more depression or were more likely to express suicidal ideas in response to stressful life events than individuals who had another variant (called 5HTTLPR-L). Further research showed that individuals who had the 'S' variant also showed increased activity in a brain region called the amygdala (known to be involved in emotional regulation) when exposed to 'threatening stimuli' under laboratory conditions. These findings seemed to offer evidence of a gene-by-environment interaction, in which an individual's response to environmental events is moderated by their genetic makeup, and that the genes were acting on their neurotransmitters (and indirectly on the HPA axis) in areas of the brain that regulate emotional responses.

Psychiatry researchers took notice and the journal *Science* declared that it was one of the most important discoveries in the field of mental health. However, not all subsequent research has replicated these findings and so it is unclear how robust the links are between the serotonin transporter genes and the development of depression following environmental stress. The important take home message is that any research that tries to uncover the links between depression, genes, and the environment will need to explain not just which gene might be important but *how* that gene mediates the relationship between causes and effects. In that respect, the association between a gene that regulates a monoamine that is implicated in emotional regulation and the finding that the stress (HPA axis) response is exaggerated in the carriers of that gene at least provides a template for future research.

Environmental effects

Unique environmental effects that may increase the risk of depression are not limited to the offspring of depressed parents and can operate in a number of ways in a range of social contexts.

For example, the development of an individual's personality will be influenced by their early parent–child interactions such as the development of secure attachments, experiences of separation, and the 'emotional temperature' of their environment (such as levels of parental affection or control) as well as by their genetic makeup. Some examples are given to illustrate the potential impact of early social experiences.

In Chapter 3 we commented that post-natal depression is sometimes a misnomer, as many of these women are shown to have symptoms of depression that commence in the antenatal period. Several studies suggest that stress during pregnancy can have a negative impact on the offspring, for example they may be more at risk of premature birth. Also, there may be a direct effect on the development of the HPA axis of the child; a hypothesis known as the set point theory. In utero, foetal development is influenced by the intrauterine environment and high levels of maternal stress hormones (which can pass across the placenta into the foetal bloodstream) may influence the development of systems in the baby such as the HPA axis. This can mean that the child develops a more sensitive HPA system that produces more cortisol in response to stress and other adverse experiences than other individuals.

A number of adverse events in childhood increase the risk of depression in adulthood. These can be related to several deprivations some of which may be linked to social circumstances such as poor nutrition, but also to social and emotional neglect. There is emerging evidence that these experiences can influence the development of the serotonergic system and also the sensitivity of the HPA axis (as many of these systems continue to develop throughout childhood). For example, it has been shown that adult women with a history of childhood abuse who were currently depressed exhibited increased cortisol levels in response to stress, as compared with abused women without depression, or with healthy controls (i.e. women who did not report abuse or depression). Also, there was a positive correlation between the ACTH and cortisol responses to stress, the magnitude of abuse, and the severity of depression. The researchers interpreted the findings as demonstrating that the depressed women with a history of abuse had a chronically overactive HPA system, suggesting it then took less stress to 'tip them over the edge' than might be the case for other individuals.

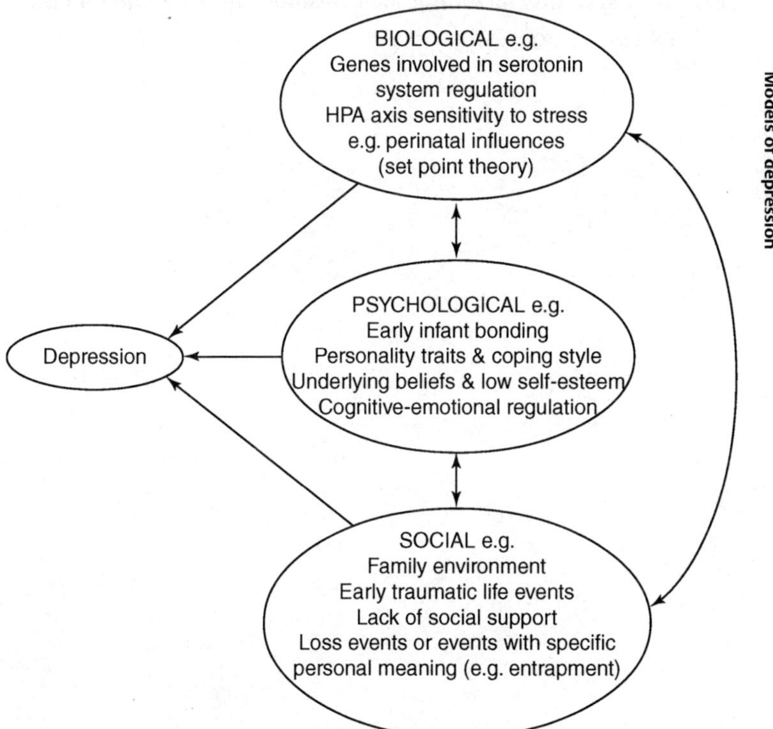

8. Diagram showing some of the potential factors involved in the development of depression.

In summary, this chapter aims to demonstrate that unidimensional models, such as the monoamine hypothesis or the social origins of depression model, are important building blocks for understanding depression. However, in reality there is no one cause and no single pathway to depression and, as shown in Figure 8, multiple factors increase vulnerability to depression. Whether or not someone at risk of depression actually develops the disorder is partly dictated by whether they are exposed to certain types of life events, the perceived level of threat or distress associated with those events (which in turn is influenced by cognitive and emotional reactions and temperament), their ability to cope with these experiences (their resilience or adaptability under stress), and the functioning of their biological stress-sensitivity systems (including the thresholds for switching on their body's stress responses).

Chapter 5
The evolution of treatments

In Chapters 1 and 2 we tried to demonstrate that depression has been recognized throughout history. In ancient times, the problem was called melancholia to signify its association with black bile and humoral imbalances. Treatments that existed were largely targeted at restoring balance, for example, through the use of herbs and concoctions, of purgatives to flush out toxins from the gut, or of leeches to remove impurities from the blood. In the Middle Ages, when underlying physical causes of melancholia were rejected, treatments were targeted at the supernatural or evil forces that were assumed to have possessed the person, leading to punitive interventions ranging from the use of the earliest forms of straitjackets to witch-hunts. In the 17th and 18th centuries, mechanical and circulatory theories of the causes of melancholia increased in popularity. Treatments included mechanical devices to induce vomiting (e.g. whirling chairs) or swing chairs to excite the patient and overcome apathy.

The earliest individual treatments that were devised had little or no chance of succeeding as the ideas about the causes of depression bore minimal resemblance to what we now think (such as discussed in Chapter 4). As such, the major intervention for many centuries involved the removal of the individual with melancholia from their home environment. The first known asylums came into existence in Baghdad in about AD 705 and

Muslim physicians were renowned for their humane approaches to patients. In Europe, monasteries were the main source of care until asylums began to be introduced in the 1300s. However, the primary role of these institutions was to provide custodial care to keep people with mental illnesses away from society, and it was not until the 18th century that reformers such as Pinel in France and William Tuke in England began to change the role of asylums into more therapeutic environments.

By the turn of the 20th century, when Kraepelin's classification of mental disorders held sway, individuals with manic depression and melancholia were still more likely to be admitted to an asylum. However, the diagnosis of depression was now applied to a much broader spectrum of individuals, many of whom had conditions that fitted into Freud's view of neuroses and more and more of these individuals were treated in outpatient settings.

To give a flavour of the evolution of interventions for depression in the 21st century, we will first discuss the treatments that were introduced for people admitted to asylums such as sedation (barbiturates, insulin coma therapy) and physical treatments (electroconvulsive therapy, trans-cranial magnetic stimulation, and psychosurgery). This is followed by a discussion of the development of the medications used today for inpatients and outpatients, such as antidepressants and the mood stabilizer lithium. Finally, we discuss psychotherapies, which are primarily used as a treatment for outpatients.

Sedative treatments

The early drugs used in psychiatry were sedatives, as calming a patient was probably the only treatment that was feasible and available. Also, it made it easier to manage large numbers of individuals with small numbers of staff at the asylum. Morphine, hyoscine, chloral, and later bromide were all used in this way. The induction of sleep with bromide was first tried as a psychiatric treatment by Neil Macleod, a psychiatrist in Edinburgh in 1899. He used bromide for a patient suffering from acute mania who slept for days and then awoke 'cured'. However, bromide sleep was soon abandoned as bromide was found to be toxic and there were fatalities. In the 1920s, a Swiss psychiatrist, Klaesi, used barbiturates to induce prolonged sleep and as a way of calming patients to improve the rapport between patient and doctor and increase the possibility that they could engage in psychotherapy. This treatment became popular, but again a number of deaths led to its discontinuation, although the outpatient use and abuse of barbiturates continued for many decades. In the USA Henry Stack Sullivan (a psychoanalyst) also suggested the use of alcohol to calm patients sufficiently to allow them to participate in psychotherapy.

Insulin coma therapy came into vogue in the 1930s following the work of Manfred Sakel, a doctor working in a private sanatorium in Berlin. He noted that insulin injections (a hormone that regulates blood glucose levels) led patients being treated for opiate addiction to become less agitated. Also, if the doses of insulin were increased the patients went into a coma after which they were much calmer and less irritable. Sakel initially proposed this treatment as a cure for schizophrenia, but its use gradually spread to mood disorders to the extent that asylums in Britain opened so-called insulin units. These were specially designed to administer the treatment for one to three hours at a time, often persisting for two to three months (or sixty or more sessions). Recovery from the coma required administration of glucose, but complications were common and death rates ranged from 1–10 per cent.

Insulin coma therapy was initially viewed as having tremendous benefits, but later re-examinations have highlighted that the results could also be explained by a placebo effect associated with the dramatic nature of the process or, tragically, because deprivation of glucose supplies to the brain may have reduced the person's reactivity because it had induced permanent damage.

Physical treatments: from shock therapies to vagal nerve stimulation

A number of 'shock therapies' (later called electroconvulsive treatment or ECT) are described throughout the ages. However, their development from the 1930s onwards was initially stimulated by the now disproved hypothesis that individuals with schizophrenia or other severe mental disorders such as manic depression did not suffer from epilepsy. This notion led to an assumption that inducing convulsions in those with severe mental disorders could then lead to the reduction in symptoms. It was an Italian professor of psychiatry, Ugo Cerletti, and his assistant (Lucio Bini) who were the first people to use electricity rather than chemicals such as camphor to produce an epileptic fit in humans.

Despite the hypothesis for the mechanism of action of ECT being wrong, it was noted to be effective in reducing symptoms of depression and became very widely used in the 1940s and 1950s. Originally, ECT was given without anaesthetic and was associated with complications such as bone fractures because of the dramatic epileptic fits that were produced. Unsurprisingly, it became a feared treatment and was widely regarded as punitive. There are many graphic descriptions in Western literature of its use as a punishment and its lasting, negative effects (e.g. *Clockwork Orange*; *One Flew over the Cuckoo's Nest*) and several famous writers talk of their negative personal experiences of ECT such as Sylvia Plath, in *The Bell Jar*. The unmodified versions of ECT also had side effects such as memory loss, which the writer Ernest Hemingway complained bitterly about.

Although public surveys suggest some softening of attitudes towards the modified type of ECT used today, it remains the source of much controversy. It is primarily used for severe depression or mania if these problems do not respond to other treatments. The procedures have been refined radically from the earliest primitive interventions depicted in the cinema. For example, an anaesthetic is given so that the patient is unconscious, there is no longer any visible evidence of a convulsion, and the process is closely monitored by measuring the electrical activity of the brain. Whilst these modifications have made ECT somewhat more acceptable to patients and their families, the lack of clarity about how ECT works means that concerns remain. The present hypothesis is that the seizure makes the receptors (docking systems for chemical messengers in the brain) of the brain cells more sensitive to the effects of the messenger chemicals, which in turn send stronger signals around the nervous system and help to correct defective functioning in the neurotransmitter and hormone systems (described in Chapter 3).

In modern psychiatric practice, the main reason for using ECT is that it can produce rapid improvements in symptoms. Hence it is often used when individuals are so depressed that they cannot even eat or drink properly and the depression is no longer a psychiatric crisis but a medical emergency. Interestingly, in those with less severe or less life-threatening episodes of chronic depression, a new treatment, called transcranial magnetic stimulation (TMS), is increasingly being used. This does not require anaesthesia; an electromagnetic coil is placed over the scalp and uses magnetic fields to stimulate nerve cells in the brain to improve symptoms of depression.

The development of psychosurgery as a treatment for mental illness arose from evidence that industrial accidents that caused brain damage may be associated with changes in temperament and could render people calmer than they had appeared previously. From the 1890s onwards, observers suggested that similar brain changes could be reproduced surgically by severing the connections between the frontal lobes and the rest of the brain and that this could be used as a treatment for severe anxiety and depression as it would reduce emotional responsivity. In 1935, the Portuguese neurologist Antonio Moniz described a surgical procedure called 'leucotomy' where part of the frontal lobes of the brain was destroyed using an instrument called a 'leucotome'. Moniz claimed great success for leucotomy operations and was awarded a Nobel Prize in 1949.

In the USA, Walter Freeman and James Watts developed the technique further, which they called 'lobotomy'. Lobotomy did make patients calmer but there was a high price to pay for this, as lobotomy also reduced their judgement and social skills and could cause personality changes. Concern about the risk of abuse of this operation was expressed by the public and in literature and films. A classic and distressing portrayal of its misuse appears in Ken Kesey's novel and the film *One Flew over the Cuckoo's Nest* where lobotomy is performed on the rebellious Randle McMurphy to punish and control him after he has attacked the leader of the inpatient unit, Nurse Ratchet. Few individuals who saw the film can fail to be anti-psychosurgery.

The advent of other treatments and greater scrutiny of the reasons for psychosurgery have been associated with a dramatic decrease in its use in most countries in the last sixty years. During the early 1950s, prefrontal leucotomy was performed on about 14,000 individuals in the United Kingdom, with operations on women outnumbering men by about two to one. By the 1970s fewer than 100 operations were performed each year in the United Kingdom, and currently it is considerably less (10–20 operations per year). Its use is carefully regulated and the procedure is only carried out in specialized centres for highly selected cases after extensive assessments. These defined circumstances usually involve highly distressing and severely debilitating chronic depression or obsessive compulsive disorder for which no other treatment produces any benefits. The procedure has also changed radically, with the crude approaches used in the early operations being superseded by an approach called stereotactic surgery, a computerized procedure which places small electrodes within a selected part of the brain associated with emotional control.

The newest surgical procedure introduced in psychiatry is Vagal Nerve Stimulation (VNS), which was originally introduced for individuals with treatment-refractory epilepsy. Although VNS is not technically a psychosurgery procedure, as it does not involve surgery to the brain, it does involve the surgical implantation of a pacemaker-like device in the body. A wire attached to the device allows the delivery of brief electrical impulses (about 30 seconds or so in duration) to the left vagus nerve in the neck. The vagus nerve has numerous connections to many key regions of the brain and it is believed that stimulation of the vagus nerve modifies the activity of some areas of the brain that are involved in regulating mood. The evidence for the use of VNS is equivocal and it is not recommended in all countries as a treatment for depression. Also, a potential drawback is that the response is slow and the benefits of VNS may not become apparent for nine or more months after the device has been implanted. Currently, its use is reserved for carefully selected individuals with treatment-resistant depression.

Medications: antidepressants and lithium

The general public have long been suspicious about the use of physical treatments for depression that we have described and have repeatedly expressed fears that the treatments will be misused. However, the main reason for the demise of physical treatments was the discovery of drugs to treat specific psychiatric illnesses.

By the 1950s, pharmacology for general medical conditions was developing rapidly. Psychiatrists were also very keen to find drug treatments for use in their speciality, but most discoveries arose as offshoots from research in general medicine. For example, in 1951 Henri Laborit, a surgeon in the French Navy, wanted to find a way of reducing surgical shock in patients which he thought was mainly a consequence of the anaesthetics they were using. Laborit began to experiment with antihistamines and came across chlorpromazine and noticed that patients became less anxious or indifferent to emotions or pain if they had been given this drug. This finding was brought to the attention of Pierre Deniker, who was a psychiatrist, and Deniker and his colleague Jean Delay started to use chlorpromazine in the Hospital of Saint Anne in Paris.

Deniker and Delay reported that chlorpromazine was very helpful for patients with schizophrenia, mania, and very severe depression. Indeed, individuals who had been institutionalized for years were discharged to live normal lives in the community, leading to overoptimistic predictions that this represented a revolutionary treatment that would lead to the closure of psychiatric hospitals. Although chlorpromazine is more relevant to the treatment of schizophrenia than depression, its discovery and introduction for patients with mental disorders changed the face of psychiatric practice and kindled a new-found enthusiasm to find other medications. One of the first antidepressants, called imipramine, had a chemical structure similar to antihistamines.

With the rise of the monoamine theory of depression came the introduction first of tricyclics (so called because the chemical compounds comprised three interconnected chemical rings) and then of the monoamine oxidase inhibitors (so-called because they prevented the activity of the enzyme monoamine oxidase). These classes of medications increased the amount of monoamine available in the synapse, although different medications sometimes worked more on one monoamine than another. The monoamine oxidase inhibitors were more complicated to prescribe as they could interact with foods in the normal diet (such as cheese) and so were less widely used than the tricyclics, but both types of drug remained the mainstay of treatment for many years.

The next antidepressants to be introduced again increased the amount of monoamines available in the brain but produced effects in a slightly different way from the first generation drugs. The new drugs were called selective serotonin reuptake inhibitors (the

SSRIs), of which the most (in)famous is Prozac. Initially viewed as a significant advance with easier prescribing regimes and different side effect profiles from the old drugs (that made the new medications more acceptable to some patients), the SSRIs and all the so-called second generation antidepressants introduced since then have increasingly been scrutinized and criticized by patients and professionals. These negative reactions are fuelled partly by claims that the benefits may have been overstated because of biased reporting of research results, partly because of the marketing strategies that try to extend the use of the drugs to broad populations of patients, and also because of concerns that SSRIs may increase rather than decrease self-harm in some people or be addictive for others. Some of the concerns about SSRIs have not stood the test of time, but, as noted in Chapter 4, suspicions remain about the relative benefits and risks of these medications and the public and media demonstrate huge ambivalence towards these medications (see Figure 9).

It was an Australian psychiatrist John Cade who discovered that lithium carbonate could be used as a mood stabilizer for severe depression and for mania. In the 1940s, Cade developed a theory that there was a toxin responsible for causing mental illness and that the illness abated when the toxin was excreted in urine. Working at the Bundoora Repatriation Hospital in Melbourne, he started to experiment by injecting guinea pigs with urine from manic patients to see if this caused manic symptoms to develop. He used lithium to dissolve what he thought was the toxin (uric acid) so that this could be injected. Cade's hypothesis was not proven, but he noticed that the guinea pigs receiving the lithium solution became less energetic and slowed down. Cade suggested lithium could be used to treat mental illness and started to use it in a number of patients with mania, schizophrenia, and depression. He found that lithium had a remarkable effect upon mania but limited effects upon the other conditions. Acute symptoms of mania were effectively cured and indeed Cade gave lithium to his brother who had manic depression.

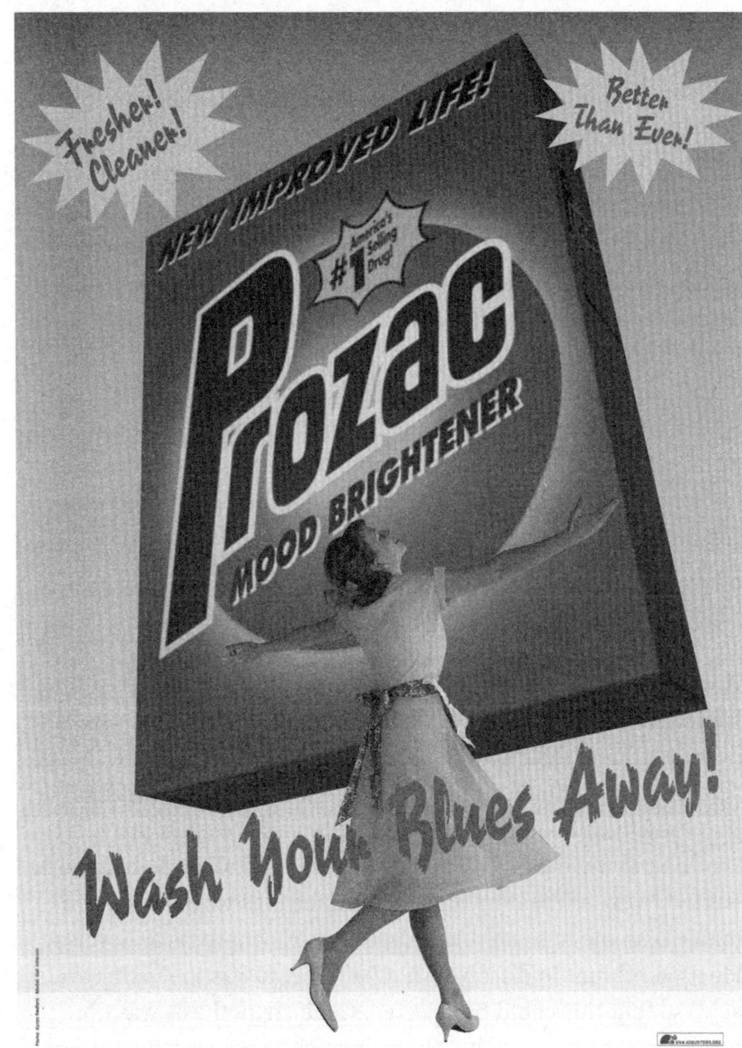

9. Media representations of Prozac.

Cade's work did not initially lead to major changes in the treatment of mania. It was only some years later when Mogens Schou, a Danish psychiatrist, undertook a scientific trial that confirmed Cade's observation that lithium calmed manic patients.

However, there was a further delay before lithium was officially approved for use in patients. This was partly because in the early days it was not clear what a therapeutic dose of lithium should be and too high a dose could lead to potentially fatal lithium toxicity. It was also true that there was little incentive for Pharma companies to produce lithium tablets as lithium was a naturally occurring substance, and so no drug company could patent it or realistically make any profit from it.

Nowadays, lithium is widely used, mainly for bipolar disorder, and it is a better anti-manic as compared to antidepressant drug. It is not uniformly the treatment of choice as a mood stabilizer as its prescription has to be accompanied by regular blood testing and monitoring to prevent toxicity. As such, it is more popular in some countries than others (e.g. it is more widely prescribed in Europe than the USA). Other medications that may stabilize cell membranes are also prescribed as mood stabilizers, including drugs initially introduced as anti-convulsants (e.g. sodium valproate).

From time to time the idea has been expressed that we should harness the potential effects of a natural salt such as lithium (see Box 7). The argument is that we could increase everyone's exposure to it with schemes akin to the prevention of tooth decay by fluoridation of water. Such calls often follow media articles such as the one in December 2009 when a report from a Japanese study in Oita suggested that suicide rates were lower in areas

Box 7 Lithium tonic

Lithium was marketed as a tonic in the 1920s.

Charles Leiper Grigg from the Howdy Corporation invented a tonic/hangover cure containing lithium citrate which he called 'Bib-Label Lithiated Lemon-Lime Soda'. The name was subsequently changed to 7 UP (although it no longer contains lithium)!

where the amount of lithium in tap water was higher—leading to suggestions that lithium should be put in the drinking water.

Psychotherapies: from Freudian theory to contemporary practice

Psychological interventions and the notion of talking being part of the therapeutic approach to asylum patients were described prior to the 1930s. However, it was Freud who clarified that talking with patients was not simply a vehicle for expressing empathy and support. He suggested that if the conversation was guided by an underlying psychological theory it could be used to bring about a talking cure. This was (and is) called psychoanalysis and, whilst current views on psychoanalysis are quite polarized, the introduction of a non-physical, non-drug treatment of depression represents one of the most important innovations. We briefly consider Freudian approaches and then discuss current psychotherapy interventions and some of the issues that may act as barriers to wider use of therapies.

Freud utilized his theories of the mind and ego defences and argued that it was important to target the symptoms that he believed represented unconscious conflicts. The therapy was often long with several sessions per week for many years. During therapy the patient lay on a couch while Freud sat behind the person's head and therefore out of their field of vision. The patient was encouraged to talk of anything that came to mind (a process Freud called free association) or to describe dreams. The therapist was trained to be 'like a blank canvas' onto which the patient could project issues from their past or could relive relationship conflicts. The therapist's skill was in making interpretations about what the patient said or did during therapy. Freud suggested that this process allowed the patient to gain understanding and insight into unconscious conflicts in their life that had generated the symptoms they were experiencing. Developing insight was believed to lead to resolution of symptoms and allow the patient to continue on a path of more healthy personal development.

Freud's critics point to multiple weaknesses in the model he proposed and it is easy to see that there are many flaws in this approach. However, it is worth remembering the era in which Freud began to practise psychoanalysis and a cursory glance at the rationale given and the nature of the physical treatments used would lead any reasonable observer to conclude that the latter interventions were equally defective. Perhaps a more telling observation is that most physical treatments have evolved more over time than psychoanalysis. Also, a valid criticism of psychoanalysis is that it risked being a rather exclusive club. Not only because most of the patients needed to be able to fund private therapy sessions several times a week for many years, but also because they needed to be able to express their emotions and difficulties in detail—perhaps indicating a certain level of income and education. This led to claims that the best candidates for these talking therapies were 'YARVIS' patients—young, articulate, rich, verbal, intelligent, and successful. Further concerns revolved around the notion that whilst the development of insight and self-awareness may be helpful it may not automatically promote change in how people act or cope.

Many of the current briefer interventions that are now available, such as counselling, interpersonal therapy (IPT), and cognitive behaviour therapy (CBT), are suitable for a broader group of depressed patients than Freudian analysis. Furthermore, interventions such as IPT and CBT extend beyond helping people understand their actions and reactions to include specific techniques that explicitly focus on changing behaviours and reducing the risk of future episodes of depression. These therapies also emphasize that the patient and therapist are collaborators in the process of change with a more equal relationship than that adopted in psychoanalysis (where the therapist is clearly in a position of power). Also, new therapies are evolving that combine elements of more than one therapy model, for example cognitive analytic therapy (CAT) combines some of the ideas of psychoanalysis and CBT.

Mindfulness represents a new mainstream therapy that is primarily a new take on meditation as practised in many religions throughout history. Mindfulness therapy encourages individuals to develop moment by moment awareness of bodily sensations, thoughts, feelings, and the environment. The therapy uses integrated relaxation and other interventions to help people take a non-judgemental approach towards their thoughts and feelings and to reduce their stress through acceptance and adaptation. If continued as a long-term habit it can prevent relapse, especially in those who had previously experienced repeated episodes of depression.

Media articles suggest that therapy is more popular than medication for the treatment of depression. However, enthusiasm for therapies in the public at large is not universal and research evidence suggests that about 30 per cent of patients do not want therapy or do not complete a course of therapy. Interestingly, this percentage is very similar to the rates of refusal or dropout from treatment with antidepressant medications. A barrier to the use of all therapies is that not everyone who is depressed wishes to engage in a talking treatment and also a desire to receive therapy does not guarantee that an individual will have a good outcome from this approach.

A further barrier to increasing access to therapies is the fact that some respected scientists and many scientific journals remain ambivalent about the empirical evidence for the benefits of psychological therapies. Part of the reticence appears to result from the lack of very large-scale clinical trials of therapies (compared to international, multi-centre studies of medication). However, a problem for therapy research is that there is no large-scale funding from big business for therapy trials, in contrast to Pharma funding for medication studies. Until funding is available to undertake long-term, multinational, multi-centre studies of therapies there will continue to be a delay in the accumulation of robust evidence about how best to employ therapies in clinical practice.

It is hard to implement optimum levels of quality control in research studies of therapies. A tablet can have the same ingredients and be prescribed in almost exactly the same way in different treatment centres and different countries. If a patient does not respond to this treatment, the first thing we can do is check if they receive the right medication in the correct dose for a sufficient period of time. This is much more difficult to achieve with psychotherapy and fuels concerns about how therapy is delivered and potential biases related to researcher allegiance (i.e. clinical centres that invent a therapy show better outcomes than those that did not) and generalizability (our ability to replicate the therapy model exactly in a different place with different therapists).

Some of the critiques of the evidence-base for therapies are far-fetched, but it is certainly true that at times the benefits, acceptability, and ease of delivering high-quality therapy have been overstated. It is also clear that there has been a lack of attention to side effects or adverse effects of therapies, and recent surveys, such as those carried out by Glynis Parry and colleagues in the United Kingdom, suggest that up to one in ten individuals report negative reactions to therapy.

Overall, the ease of prescribing a tablet, the more traditional evidence-base for the benefits of medication, and the lack of availability of trained therapists in some regions means that therapy still plays second fiddle to medications in the majority of treatment guidelines for depression.

Current treatment approaches

The mainstay of treatments offered to individuals with depression has changed little in the last thirty to forty years. Antidepressants are the first-line intervention recommended in most clinical guidelines, although it is increasingly recognized that brief therapies are an important option. Perhaps the most noticeable change in recent years is the shift away from the 'doctor knows best' approach towards a recognition that individuals have the right to express their treatment preferences and be involved in a process of shared decision-making. This shift is allied to the increased emphasis on personalized medicine, and the need to modify treatments to make them more relevant to each individual patient. As such, these issues will be briefly discussed.

Much of the treatment research in the 21st century focused on finding antidepressants that overcame the symptoms of an acute illness episode. It was stated that it takes about two weeks for medication to start to work, six weeks for people to feel significantly better, and that the medications should be continued for three to six months at least in an effort to minimize the risk of a relapse. This approach exposed three issues: first, individuals were not always good at sticking with a medication regime and not everyone completed a course of treatment. Second, medication only works for as long as an individual takes it; once it was stopped the risk of relapse rose significantly. Third, depression is a highly recurrent disorder and treating the acute episode is really only part of the equation, so treatment approaches needed to incorporate strategies to avoid further episodes as well. Clearly these problems needed to be addressed at a system level and at an individual level.

The increasing recognition that depression was a life course illness has led to several attempts to copy the systematic health services employed for chronic physical illnesses such as diabetes or hypertension. These chronic disease management models involve several key elements that are useful in helping people with depression, including an emphasis on long-term outcomes not just acute episodes; a greater expectation that primary care or community health services will provide a 'call and recall' system to ensure the service is more proactive in supporting and monitoring the person's progress and any barriers to treatment (and not just leaving everything up to the patient etc.); clearer treatment pathways (including how to decide to move to the next step in the treatment process); and shared care guidelines providing transparency about which individuals should be referred to specialist services and who can be best helped by primary care or other services.

Such systems of health care and treatment for depression have been implemented with varying degrees of success in different countries. The main benefits have been to help clinicians and individuals with depression to take a longer-term view of the problem and to offer a better method for deciding which treatments to use for different individuals. The down side is that the system is still not sufficiently sensitive to individual preferences and the personal differences that may critically influence treatment outcomes.

What makes one person with depression adhere to taking antidepressants for months or even years and another person to stop the medication after a few days? For years, the perceived wisdom was that it was side effects of medication. Although the newer antidepressants have different side effects from the earlier medications, the actual percentage of individuals who complete a course of treatment has remained the same for around fifty years (at about 60 per cent). Furthermore, studies suggest that about 5 per cent of non-adherers never took the prescription to be dispensed by a pharmacist (so they clearly could not have experienced any side effects). An alternative explanation of non-adherence with antidepressants was that individuals with severe depression perhaps lacked 'insight' into the need for treatment and so, it was argued, the illness impeded their awareness of what would help them and reduced their ability to adhere. However, this 60 per cent adherence rate is pretty similar to that reported for people with chronic physical illnesses who do not have any loss of insight. Lastly, it was argued that the individuals did not want medication, and wanted the option of therapy; but, as already noted, the refusal or dropout rate from therapies is similar to that reported for medication. So, the only conclusion we can draw is that individual differences are more likely to explain what is seen in the real world than some 'group experience' or herd instinct.

One of the best ways to understand the phenomenon described is to explore health belief models. In their simplest form these models explore how people understand and react to illness and what they think about treatments. Although the content of an individual's health beliefs may reflect their culture and background, there are five recurring themes that allow some predictions to be made about how a person will engage with different treatment approaches. The key questions that people think about in regard to their illness experiences are:

What is it?
What caused it?
Can it be cured or controlled?
What is the time-line?
What are the consequences?

To give a simple example, someone may believe that the problem they have is depression; that it is caused by a chemical imbalance in the brain; that it can be cured by taking a medication to correct that problem; and they may be worried that it may recur with negative effects on their social and work life. It is highly likely that this person will accept a prescription for an antidepressant and adhere to treatment for quite an extended period of time.

Someone who is not convinced that the problem is depression, who views their current state as indicative of personality weakness and believes that 'pulling themselves together' will resolve their problems once and for all, may be ambivalent about any sort of treatment. Alternatively, someone may agree that they have depression but may emphasize the role played by childhood trauma in undermining their self-esteem and describe that they know that they are very sensitive to feeling down in response to relationship stress. This individual may want help with their depression, but might decline medication (or question its utility), preferring instead to attend therapy.

The examples given are somewhat black and white, but they highlight that it is not just what treatment has been shown to work in a clinical treatment trial, but what treatment makes sense to any individual at the time they seek help. It goes without saying that the clinician has to strive to collaborate with a patient and take on board their perspective so that both parties can develop a shared understanding of the problem and make joint decisions about the course of action. This often requires a willingness by clinicians to modify their consulting style, and of course some find this more difficult than others. Interestingly, this philosophy is not as new as some individuals suggest; as long ago as 1878 a physician called William Osler reportedly said that 'The good clinician treats the disease; the great clinician treats the person.'

Chapter 6
Current controversies, future directions

Some people believe depression is massively over-diagnosed, some believe it to be an understandable reaction to life that should not be medicalized or treated, and some view depression as a diagnosable disorder, but disagree with the treatments that should be offered. We briefly explore these issues and then consider where the research on depression is heading in the next decade.

Is depression over-diagnosed?

Chapters 1 and 2 of this book identify remarkably consistent descriptions of depression in every type of recording that man has ever made. However, there are a few famous detractors, such as Thomas Szaz, who suggest it does not exist. At present, the major debate is not so focused on whether or not such an entity can be identified, but how depression has been classified or diagnosed, the professional and public attitudes to treatment, and the wildly varying theories about the causes. Ironically, research publications suggesting that depression is over-diagnosed and that too many prescriptions are given for antidepressants are matched closely by the number of papers highlighting that it is under-diagnosed and under-treated. Taken together these studies suggest that depression is frequently misdiagnosed and mistreated. For example, there is evidence that antidepressants are overused such as for individuals who have transient unhappiness or who have symptoms of depression that are not likely to benefit from medications. Also, at the other extreme, there is evidence that even if depression is recognized it may not be treated. For example, studies suggest that many elderly people with depression remain untreated because 'it is common to feel depressed if you have lots of physical ailments and you are getting older'. Such a rationale is difficult to fathom; clinicians understand that diabetes is common in older people, and they understand the causes, but this knowledge does not lead to treatment being withheld. However, experts in depression are aware that even if they improve the accuracy of the diagnosis of depression, questions remain about what the most appropriate treatment is for individuals with a disorder that may differ in its causes and its level of severity or complexity.

Do antidepressants work?

Since the introduction of tricyclic antidepressants there have been arguments about whether antidepressants work or not. For every review of published studies that state that they do work, there seem to be a similar number of reviews (often examining the same scientific publications) that state that they do not work any better than placebo (such as a sugar pill). However, in 2008 a storm broke in the news as a professor of psychology at Harvard Medical School called Irvine Kirsch published a new review that suggested that antidepressants were of very little benefit for treating depression. The big difference with this review compared to previous publications was that Kirsch and his colleagues used the Freedom of Information Act to get access to all the SSRI and new antidepressant drug trials submitted to the Food and Drug Administration (the organization responsible for licensing drugs in the USA). This meant that this new review included not only the studies that showed the drugs worked but also the studies that did not show any effect for antidepressants. The latter studies often remain unpublished and so were not available to many of the previous review articles.

As usual, it is not just the data included in Kirsch's review, but the interpretation of the findings that has contributed to the controversy. The basic scientific facts indicate that antidepressants can be beneficial to about 60–70 per cent of those who take them, but response to placebo may be around 30–50 per cent. So, in absolute terms about 20 per cent more people with depression will truly be better off because they took an antidepressant than if they did not. However, there are two important caveats about these findings. First, individuals with severe depression definitely benefit from antidepressants rather than placebo, but the benefits in mild and moderate depression are less clear. Some studies showed benefits for antidepressants in mild and moderate depression, but others showed no absolute improvement over and above that attained with placebo. Second, many of the studies were of very short duration and only examined benefits over about six weeks. Many experts suggest this undermines the validity of the review as this differs from how assessments are often made in day-to-day clinical settings, where these medications are often prescribed for longer and the response to treatment is often observed at a later time.

We would make four further observations about the prescribing and benefits of antidepressants. First, there has been significant progress in preventing drug companies from 'burying bad news' and in some instances data are now available online to allow independent researchers access to clinical trial information. This is an important step forward. Antidepressants are the second most commonly prescribed medications on the planet, their production is a multi-million pound industry, and the public and professionals need to be able to believe the information provided by the Pharma companies.

Second, before we write an obituary for second generation antidepressants it is worth noting than many medications prescribed for physical disorders, such as anti-inflammatory drugs, have never shown more than a 60–70 per cent response rate (versus the same 30–40 per cent placebo response rate). This means that just like antidepressants, treatments for physical disorders may only show the same 20 per cent absolute difference between the active medication and placebo treatments. However, the public have not stopped taking these medications for their physical illnesses and clinicians have not stopped prescribing them. What has happened is that prescribers have tried to target the use of medications towards those who can benefit from them.

Third, many cancer treatments are only effective for small subgroups of patients and many such improvements are short-lived (e.g. a group of patients with a certain type of tumour); it is unrealistic to expect a broad class of drugs such as antidepressants to work equally well for everyone or for every type of depression. Learning from specialities such as cancer, we need to be able to use different antidepressants or therapies more selectively and find possible predictors of which approach is best in different circumstances.

Fourth, whilst some cases of mild–moderate depression can benefit from antidepressants (e.g. chronic mild depression of several years' duration can often respond to medication), it is repeatedly shown that the only group who consistently benefit from antidepressants are those with severe depression. The problem is that in the real world, most antidepressants are actually prescribed for less severe cases, that is, the group least likely to benefit; which is part of the reason why the argument about whether antidepressants work is not going to go away any time soon.

Are all psychological therapies equally effective for depression?

There are debates within the therapy world about which approaches are most helpful for people who are depressed. For example, counselling may be useful in the short term, especially for individuals who lack social support or a confidant in the community. However, the benefits of counselling fade within 3–6 months of ending the sessions. So if the goal is longer-term gains and also prevention of future depressive episodes, therapies that explicitly aim to help people change how they act and cope may be preferred. The argument that individuals could simply repeat a course of counselling fails to take into account the fact that therapy sessions can be more costly in the short term than prescribing medication. The economic argument for therapy can only be sustained if it is shown that the long-term outcome of depression (fewer relapses and better quality of life) is improved by receiving therapy instead of medication or by receiving both therapy and medication.

Despite claims about how therapies such as CBT, behavioural activation, IPT, or family therapy may work, the reality is that many of the elements included in these therapies are the same as elements described in all the other effective therapies (sometimes referred to as empirically supported therapies). The shared elements include forming a positive working alliance with the depressed person, sharing the model and the plan for therapy with the patient from day one, and helping the patient engage in active problem-solving, etc. Given the degree of overlap, it is hard to make a real case for using one empirically supported therapy instead of another. Also, there are few predictors (besides symptom severity and personal preference) that consistently show who will respond to one of these therapies rather than to medication.

It also takes some time to establish that a therapy has short-term and long-term benefits across different patient groups (defined by age or type of mood disorder, etc.) and across countries and cultures. For example, despite the enthusiasm for mindfulness, there were fewer than twenty high-quality research trials on its use in adults with depression by the end of 2015 and most of these studies had fewer than 100 participants. So, whilst the signs are encouraging for the use of mindfulness, it is hard to argue the case to change international treatment guidelines on the basis of the examination of its use in 2,000 patients who mainly reside in Europe and the USA.

Complementary and alternative therapies

Depression is recognized as one of the most common reasons for seeking complementary or alternative therapies. Complementary medicine covers a wide range of therapies including herbal medicines and minerals as well as physical treatments such as acupuncture, reiki, and exercise, to name but a few.

Seeking alternatives may reflect dissatisfaction with conventional treatments in some individuals, whilst in others these approaches may be more in line with their health belief models or philosophy. For example, homoeopathy offers many individuals a more personalized level of input and explicitly attends to the whole person, which a person may feel is lacking in mainstream services. As noted, expectations of benefit from a treatment account for about 30 per cent of the response rate, and so the 'placebo effect' is relevant to any treatment whether provided by conventional or alternative services. However, in 2010 the House of Commons Science and Technology Committee in the United Kingdom concluded that there is no consistent or reliable evidence that homoeopathy is any more effective than a placebo and that the explanations of how or why homoeopathy could work are scientifically implausible. At the risk of upsetting some people we respect and admire, we concur with that report and find the so-called evidence in support of homoeopathy extremely hard to swallow.

One of the main reasons that many individuals support the use of herbal remedies is their beliefs that as these substances are naturally occurring they are by definition safe. Alas, this is not always true. One problem is that herbal remedies are not regulated or tested in the way that conventional drugs are and this can mean that two different over-the-counter preparations of the same remedy can have a twentyfold difference in their dose or potency or they may contain a range of additional substances. Secondly, many can have unwanted effects, the classic example being St John's Wort (SJW). This is an extract of the *Hypericum* plant and has been described as an antidepressant throughout history. Although the findings from clinical trials suggest the effect of SJW on depression is rather weak, it can benefit some individuals with milder levels of depression. However, the down side is that it interacts with the enzyme systems responsible for the metabolism of many other drugs (altering their blood concentrations and their efficacy), for example, it can render oral contraceptives less effective. Also, it can reduce absorption of iron into the body, increasing the risk of anaemia. Thus, enthusiasm for natural remedies must still be balanced by the recognition that few substances exist that are truly free from any side effects.

Perhaps the most promising alternative approach which is increasingly being adopted by mainstream clinical services is the prescription of exercise for some individuals with clinical depression. The benefits of exercise have been widely expounded for the population at large whether they have experienced depression or not. Indeed, public health campaigns are actively promoting the need to get people 'off the sofa' with slogans such as 'sitting is the new smoking'. Numerous studies demonstrate that exercise has health benefits that extend to psychological as well as physical well-being. However, this does not answer the question of whether regular exercise can reduce clinical depression. When the data from the best thirty studies are combined, the answer is a qualified 'yes'. The evidence is that exercise improves the symptoms of depression compared to no treatment at all, but the currently available studies on this topic are less than ideal (with many problems in the design of the study or sample of participants included in the clinical trial).

Exercise as the only treatment approach is probably most beneficial for those with milder forms of depression. This is not to suggest that other depressed individuals do not benefit, but rather that some severely depressed people may find it very hard to initiate a visit to a gym, let alone execute an exercise programme. These individuals may need medication in the first instance with opportunities to participate in exercise being offered after some improvement in symptoms has occurred. Exercise is likely to be a better option for those individuals whose mood improves from participating in the experience, rather than someone who is so depressed that they feel further undermined by the process or feel guilty about 'not trying hard enough' when they attend the programme.

There are several plausible arguments as to why exercise interventions may be beneficial, including the idea that psychologically, exercise will actively help to distract people from their negative thinking and ruminations, and that their self-esteem may be improved as they develop their skills and master particular activities; and socially, they may re-establish or improve their networks. Physiologically, as well as changing endorphin levels there is emerging evidence that exercise may produce changes in monoamine levels, or reduce levels of the cortisol. This means exercise could help to reverse some of the biological changes that have been found in people who become depressed.

Future developments in medications

As noted, there are gaps in the theoretical models of depression and some frustrations with the currently available medications to treat it. Like the rest of medicine, psychiatry continues to explore and revise the theories of how depression develops and how to identify individuals at risk for this condition. In the latter part of the 20th century, researchers established that there were connections between the systems already implicated in the development of depression; namely, that the monoamine and stress hormone systems were interconnected and, furthermore, there were bidirectional influences on the activity of these systems and genetic and psychological vulnerabilities, and environmental factors. At the start of this century, researchers have also turned their attention to the links of the monoamine system and HPA axis to the circadian and immune systems. Whilst a detailed discussion of each topic is beyond the scope of this book, we highlight a few key elements of this new research and highlight how it may help us discover much-needed new treatments.

Mood disorders and circadian rhythms

There is evidence that many individuals are larks and get up early every day, whilst others are night owls by nature. These sleep–wake patterns can also vary somewhat with age. Many of you will have seen with your own eyes that some adolescents have an amazing ability to sleep until well after lunch-time, to complain of still feeling tired all afternoon, and then to stay up well beyond midnight into the early hours of the next morning (suggesting their entire twenty-four-hour sleep–wake activity pattern is shifted). Also, you may personally have undertaken shift work or experienced jet lag following a long-haul aeroplane flight. The sleep–wake patterns exhibited by different individuals or by the same individual in different circumstances are partly explained by the activity of the circadian system or the internal body clock.

The term circadian derives from the Latin and means about (*circa*) one day (*diem*). Many processes in the body are carefully regulated by the rhythmic release of certain chemicals and hormones. The sleep—wake cycle is the most obvious example of this but blood pressure, body temperature, and many other biological functions change in a precise and regular pattern over the course of a day. Also, like an orchestra, the activity needs to be synchronized and disruptions to the sequence of hormone secretion or pattern of circadian activity can lead to significant changes in mood, sleep, concentration, appetite, and energy, giving a picture that looks very similar to clinical depression.

Disruptions of the circadian system are also implicated in the development in some people of medical problems such as obesity, diabetes, and some cancers; suggesting it has a role in physical and mental well-being.

There are several pieces of evidence that suggest a link between circadian abnormalities and mood disorders. First, genes (such as the so-called clock genes) play a role in setting each individual's internal biological clock and some types of clock genes are found more often than expected in families with a history of mood disorders such as depression and manic depression, and some of the clock genes that are present in individuals who develop mood disorders appear to exert weaker control over the system than in people who do not get depressed. Second, it is also known that circadian rhythms are very sensitive to environmental changes: the amount of daylight hours, social factors such as a regular lifestyle, and certain types of life events can significantly influence an individual's rhythms.Third, there are clear connections between the areas of the brain that regulate the circadian system and those that modulate the stress hormone and monoamine systems and many SSRIs and other antidepressants increase the levels of the main hormone involved in sleep regulation (called melatonin). Taken together, these findings have led many researchers to propose that abnormalities in an individual's biological clock may play a role in the development of mood disorders.

The findings described have stimulated interested in chronobiology (the study of cyclical physiological phenomena) and many studies are now being undertaken of the variation in daytime activity and night-time sleep patterns of people with mood disorders. This research is aided by the fact that it is possible for people to wear an actiwatch (a device that looks similar to an ordinary watch and can be worn on the wrist that measures motion) twenty-four hours a day, seven days a week, and carry on with their normal life. This means it is possible to record naturalistic or real world information about their patterns and routines. These so-called ecological studies demonstrate that individuals at risk of developing mood disorders (such as those with a strong family history), those with a current episode of depression, and those with a past history of depression (but who are currently well) all show differences in their sleep pattern from individuals with none of these characteristics. It has also been shown that disturbed sleep predicts worsening of mood, concentration, rumination, and lowered activity on the following day, and that improving sleep can help reverse these trends.

The research on circadian rhythms has increased interest in chronobiotics (drugs that may affect the circadian system) and chronotherapeutics (interventions such as light therapy and CBT for insomnia: CBT-I). Currently, there are major research trials of the treatment of depression examining the benefits of melatonin or synthetic compounds that mimic the effects of melatonin. Therapies used to treat insomnia, such as CBT-I, have also been adapted for use in bipolar disorders and web-based internet programmes are being used to modify the sleep-activity patterns of young people with emerging mood disorders. Studies of light therapy, using light boxes and specially designed glasses that block out blue light, are under way in individuals with depression, bipolar disorder, and in individuals who have seasonal affective disorder (mood disturbances that change according to the season). All of these approaches appear to be opening up much needed avenues for new treatments.

Depression and the immune system

Depression is not an infectious disease, but it seems that some proteins in our body, called inflammatory markers, are increased in individuals with acute episodes of depression and in children who later develop depression in adolescence. Inflammatory factors have been found to affect various activities of the brain thought to be important in depression, including altering monoamine activity, cortisol receptor responses, and the neuroplasticity of the hippocampus (neuroplasticity refers to the brain's ability to form new neural connections). Professor Peter Jones and researchers from the University of Cambridge have suggested that early life adversity and stress can lead individuals to develop persistent increases in the levels of inflammatory markers in the body. Furthermore, individuals with persistently higher levels of inflammatory markers or those who show an excessive inflammatory response to stress are about twice as likely to get depressed as those with low levels of markers.

Even when we are healthy there will be some traces of inflammatory markers in the bloodstream (especially substances such as interleukin-6). However, when we have an infection, such as a common cold, our immune system kicks into action to fight the infection and inflammatory markers are released. These substances also act on the brain and produce 'sickness behaviours' (nausea, fever, loss of appetite, withdrawal from the physical and social environment), many of which overlap with the symptoms of depression. The difference between sickness-related behaviour and depression is that the former is the body's adaptive response to the infection and the behaviour and symptoms stop once the infection is resolved. This is not always the case in depression and high levels of inflammatory markers can be more common in those who experience prolonged episodes of depression.

As with the circadian system, immune system abnormalities are linked to both mental and physical disorder. For example, we know that people with depression have a higher risk of developing heart disease and diabetes, and it has been shown that elevated levels of inflammatory markers increase the risk of these problems in the general population. A goal of future research is to establish whether immune or circadian abnormalities explain the association between mood disorders and specific physical health problems. An additional reason for interest in the immune system and circadian markers is that they can be measured objectively and so they may eventually allow researchers to develop laboratory tests similar to those used routinely in general medicine to help identify people at risk of a particular illness or to decide the best treatment options.

Future research in psychotherapy and the links to neuroscience

One of the reasons for some scepticism about the value of therapies for treating depression is that it has proved difficult to demonstrate exactly what mediates the benefits of these interventions. This has led many to claim that the improvements seen are akin to the placebo effect or are simply a consequence of having someone to confide in who provides support during a difficult time. However, it is also clear that the therapies that are most beneficial for depression help people change their thinking, emotional reactions, and behaviours, especially in response to life stress. This suggests that effective therapies include learning new skills such as changing a person's coping strategies and revising their self-perceptions of stressors. As such, therapy researchers have started to combine psychological, social, and neuroscience approaches in their studies to explore the underlying brain activities related to depression and how these change during therapy and after recovery.

One of the best-known advocates of this research strategy is Eric Kandel, who won a Nobel Prize for his laboratory research on the physiological basis of learning and memory in 2000. What makes his contribution so fascinating is that although he is well known as a basic scientist, he originally trained as a psychoanalyst. Kandel has continued to emphasize the importance of understanding that what we call the mind can be understood as the activity of the brain and that all mental processes, even the most complex, derive from operations of the brain. Kandel is not the only academic to discuss these issues, but he has clearly articulated how neuroscience, and especially the use of brain imaging techniques, could allow researchers to develop new ways for exploring mental processes, of identifying the brain changes that may occur in depression and also examining how these may be modified by antidepressants or psychological treatments. This type of approach is critical to attempts to uncover the connections between specific mental functions and specific brain mechanisms, but also the links to genetics, biology, and psychosocial models.

In 2008, Kandel published a paper on a new intellectual framework for psychiatry. He argued that research repeatedly demonstrates that genetic influences are not fixed (i.e. the old notion that you inherit a behaviour pattern that cannot be changed is wrong), and that we know that internal stimuli (events within the body) and external events are involved in the development of the brain, such as stress, learning, and social interactions. Importantly, all these events can alter 'gene expression' (which is termed epigenetic regulation). When learning and experience produce these alterations in gene expression this in turn affects the patterns of neuronal connections and leads to anatomical changes in the brain; a process that can continue throughout life.

A simple example of this brain plasticity comes from the frequently quoted study of London taxi drivers. During their probation period, would-be taxi drivers have to learn a detailed roadmap of London (known as *The Knowledge*), which may take four to five years to achieve. Researchers used brain scans to demonstrate that these navigational demands stimulated brain development and it was found that the individuals learning *The Knowledge* showed an increase in the size of the hippocampus in the brain. Further, the scans showed that their intensive training was responsible for the growth in their memory centre (i.e. it was not that individuals who already had a large hippocampus were more likely to decide to become taxi drivers). In clinical studies, it has been shown that normal development of the cortex (the large lobes of the brain) may be retarded by exposure to neglect or deprivation in early life and that the effects of this include reduced modulation of other brain areas involved in emotional reactivity, fear, and responses to danger (areas called the limbic, midbrain, and brain stem regions).

These studies are important to depression and to psychotherapy research in a number of ways. First, in depression it is likely that certain life experiences lead to the growth (or retraction) of neural networks in the brain that are then reactivated under stress. As the researcher Carla Schatz stated, this can be described as 'cells that fire together wire together'. This model provides a potential neural basis to cognitive structures such as our underlying beliefs and our ability to regulate emotions. Also, it offers insights into neuroplasticity and the investigation of the substances in the brain, such as the protein called brain-derived neurotrophic factor (BDNF), that stimulate the growth of new nerve cells and improve their healthy functioning and survival time. Interestingly, research reports increased BDNF levels can be associated with repeated exercise, therapy, or taking medication.

Kandel argues that psychological interventions can produce long-term changes in behaviour through learning, which in turn produces changes in gene expression, and therefore alters the strength of connections between nerve synapses and brings about structural changes in the brain. The race is now on to try to use new technology to determine if he is right and to examine whether therapy works in this way and, if so, where the therapy-induced changes occur (see Figure 10). Researchers are also trying to examine whether the structural reorganization produced by therapy occurs in the same parts of the brain that are altered by the depression itself, or in different brain regions (which would suggest that therapy produced compensatory changes). Lastly, researchers are comparing the brain scans of individuals receiving therapy or medications to determine whether the effects on the brain are similar or different.

The research so far has produced interesting but inconsistent results. For example, a Finnish study demonstrated that depression

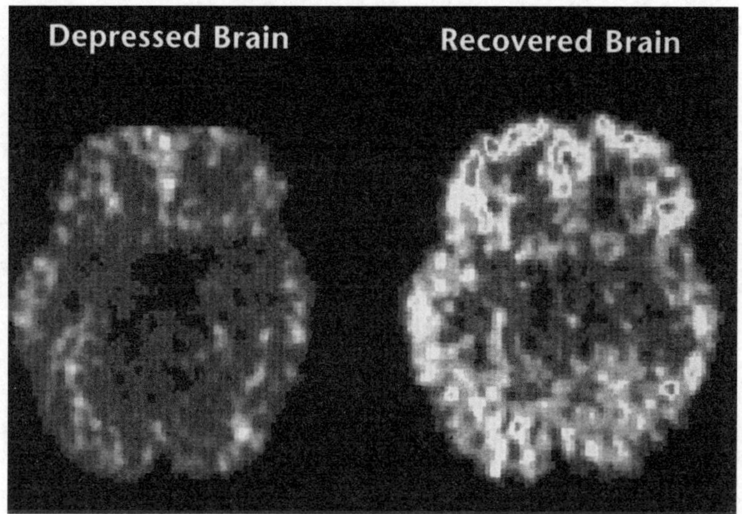

10. Understanding the mind and brain. This brain scan (using positron emission tomography or PET) provides a window to view the activity of the brain of a person with depression before and after receiving sixteen sessions of therapy. The image on the left shows the brain of the person when they were depressed and the scan on the right shows the brain of that person after successful treatment.

was associated with reduced serotonin uptake in some frontal areas of the brain and that this abnormality was corrected in patients who received a course of therapy, but did not change in patients who did not receive treatment. North American research has indicated that the changes in brain activity following a course of CBT and IPT were similar to each other (suggesting they may have comparable effects on similar brain areas), but differed from the effects of antidepressants. In some CBT studies, changes have been found in blood flow in parts of the frontal lobes associated with the appraisal of emotions and ideas, which have been interpreted as a possible indication that the person is ruminating less as they recover from their depression. This research is in its infancy and it will take some time to be confident about the interpretation of the findings. However, this scientific approach holds out the prospects of being able to identify which individuals will respond to which type of treatment for depression and also to show how the use of antidepressants or therapy can produce changes in the brain that lead to recovery from depression. Not surprisingly, this has caught the attention of many parts of the scientific community working in psychiatry, psychology, general medicine, and neuroscience.

Chapter 7
Depression in modern society

No age, gender, or social group is immune to depression and even when strict criteria are used to define clinical depression it is still a very common human experience. As such it is worthwhile considering the global impact of depression and how major international bodies such as the World Health Organization and World Bank have tried to estimate the real world impact of depression and the economic costs to society. The findings from this work are starting to influence government policies in many countries, as well as encouraging more proactive attempts to tackle depression internationally. Also, this has fostered new thinking on the problem of depression in the workforce, introducing concepts such as 'mental capital'. One reason that members of the workforce may be reluctant to seek help is because of the stigma associated with depression and it is useful to consider how this may undermine a person's willingness to access treatment and the lessons to be learned from campaigns that have tried to combat prejudice. Finally, we briefly examine the notion of genius and madness and whether there is any evidence for an association between creativity and mood disorders.

Measuring the global burden of disease

For many decades, the most common measure of the health status of a population was the rate of deaths per 1,000 individuals within a defined area (such as a region or country). However, from the 1980s onwards, it became increasingly obvious that mortality rates are not the most useful way to capture the true extent of the individual, personal, and economic burden that a particular illness places on society. For example, some disorders, although not immediately leading to death, might impair the day-to-day functioning of large numbers of individuals over many years, preventing them from participating in the job market. Also, their illness might significantly impact on family members who then have to take time off from their own employment in order to provide care and support. For this reason, the World Health Organization and World Bank jointly commissioned The Global Burden of Disease Study. The goal of this project was to make a more meaningful assessment of the burden on individuals and society associated with a range of physical and mental disorders and a new measure of health status was created, the Disability Adjusted Life Year (DALY). The idea was that DALYs would reflect the combined effects of the years of health that are lost due to the morbidity (a measure of the ongoing disability connected to a disorder) as well as the mortality (measured by the number of premature deaths) associated with a particular illness in a given population. The work has become extremely well known and publications by the research group have been widely quoted, including one by Murray and Lopez (listed in 'References and further reading'). The latter publication is especially important because it demonstrated that the health problems placing the greatest burdens on society worldwide are substantially different from the leading causes of death.

Across all regions of the world, six mental health problems were ranked in the top ten most burdensome disorders and together they accounted for 28 per cent of DALYs for all physical and mental disorders across all age groups. As shown in Box 8, when the assessment of burden is restricted only to adults aged 19–45 years living in the developed world (which comprises 75 per cent of the world population), depression was ranked number one,

Box 8 The ten leading causes of global burden of disease in adults aged 19–45 years

	Total Disability Adjusted Life Years (DALYs) in millions	% of Total DALYs
All Causes	472.7	
Unipolar major depression	50.8	10.7
Iron deficiency anaemia	22.0	4.7
Falls	22.0	4.6
Alcohol use	15.8	3.3
Chronic respiratory disorders	14.7	3.1
Bipolar disorders	14.1	3.0
Birth abnormalities	13.5	2.9
Osteoarthritis	13.3	2.8
Schizophrenia	12.1	2.6
Obsessive compulsive disorders	10.2	2.2

(Adapted from *The Global Burden of Disease* by Murray and Lopez, 1996)

above all other physical and mental disorders (and bipolar disorders ranked sixth). Furthermore, depression was the most important contributor to DALYs in all world regions except Sub-Saharan Africa.

The study also explored how the patterns of the burden associated with different disorders would change in the future. One of the amazing findings was that—as we begin to eradicate problems that claim the lives of children in Africa such as malaria—more and more people will survive into early adulthood, which means more and more people are alive at the peak age of onset of depression and bipolar disorders. As such, the prediction for 2020 is that the DALYs lost to depression will rise even further, to 15 per cent of the overall total, placing depression second only to heart disease in terms of worldwide ranking for global disease burden for all age groups across all continents. Furthermore, a recent publication in *The Lancet*, led by a researcher named Gore, has already indicated that depression is the most burdensome condition worldwide in young people aged less than 25 years (with bipolar disorders ranked fourth).

The reason for examining this information in detail is to emphasize the staggering scale of the impact of depression and also to try to counter any lingering misperception that depression represents a minor ailment or some sort of personality flaw that can be easily dismissed. For far too long depression has been referred to as the 'common cold of psychiatry'. The Global Burden of Disease study demonstrates that this analogy fails to reflect the reality of the experience of depression in the modern world and is dangerously naive. It is true that, like the common cold, depression is highly prevalent; however, unlike the common cold, depression is not a mild or self-limiting disorder that will somehow disappear from society if we ignore it.

The economics of depression: depression in the workplace

Research has demonstrated that employment may have a protective role against the development of depression in many people, whilst unemployment or socio-economic deprivation may be stress factors that increase rates of depression in others. However, this does not mean that full employment will prevent everyone from getting depressed and international reports highlight that depression can be a significant problem in any workforce. In the United Kingdom, at the turn of this century, the Health and Safety Executive estimated that the number of workdays lost by individuals reporting depression was about twenty-two days per year and that this exceeded the days lost by individuals with other mental or physical disorders (who lost an average of 4–6 workdays per year). Research also indicates that treatment is important and a study from the USA in 2005 showed that those who took the prescribed antidepressant medications had a 20 per cent lower rate of absenteeism than those who did not receive treatment for their depression.

Absence from work is only one half of the depression–employment equation. In recent times, a new concept 'presenteeism' has been introduced to try to describe the problem of individuals who are attending their place of work but have reduced efficiency (usually because their functioning is impaired by illness). As might be imagined, presenteeism is a common issue in depression and a study in the USA in 2007 estimated that a depressed person will lose 5–8 hours of productive work every week because the symptoms they experience directly or indirectly impair their ability to complete work-related tasks. For example, depression was associated with reduced productivity (due to lack of concentration, slowed physical and mental functioning, loss of confidence), and impaired social functioning (due to social withdrawal and reduced ability to communicate).

Tensions and problems may arise at work, particularly if colleagues do not understand that the depressed person is under-functioning because of ill health rather than 'not pulling their weight'. Of course this can sometimes lead to a downward spiral because the depressed individual might not be able to retain their current employment, which can further damage their self-confidence and self-esteem. Not only can this reduce their chances of finding a new job, it can act as a further stress factor in their life and increase the chances that depression will persist or recur. A study from the USA in 2010 reported that individuals with depression are likely to have a 20 per cent reduction in their earning potential and are seven times more likely than the general population to be unemployed; a situation that worsens during economic downturns. According to the Mental Health Economics European Network, depression is the leading cause of long-term disability and early retirement.

Economic cost

In understanding the cost of depression, it is important to realize that the size of the economic burden will depend on how we set the boundaries for defining clinical depression and also what costs are included in the calculation.

The health care costs of treating clinical depression are frequently far greater than for other mental or chronic physical disorders. One of the first studies to compare the costs for different illnesses was undertaken in the England and Wales NHS in 1996. The cost of treating clinical depression was estimated at £887 million which exceeded the combined cost of treating both hypertension (£439 million) and diabetes (£300 million). A more recent Europe-wide study of 466 million people in 28 countries in 2013 demonstrated that depression was the most costly brain disorder in Europe (accounting for 33 per cent of costs for all disorders). The study estimated that at least 21 million Europeans were affected by depression at a total annual cost of €118 billion (corresponding to about €275 per inhabitant).

Health economists do not usually restrict their estimates of the cost of a disorder simply to the funds needed for treatment (i.e. the direct health and social care costs). A comprehensive economic assessment also takes into account the indirect costs. In depression these will include costs associated with employment issues (e.g. absenteeism and presenteeism; sickness benefits), costs incurred by the patient's family or significant others (e.g. associated with time away from work to care for someone), and costs arising from premature death such as depression-related suicides (so-called mortality costs). When these aspects are all taken into account, a study in the USA in the year 2000 demonstrated that the total costs of depression were about $83 billion each year; a sum that exceeds the costs of the war in Afghanistan from 2001 until 2012.

Studies from around the world consistently demonstrate that the direct health care costs of depression are dwarfed by the indirect costs. For example, out of the $83 billion costs of depression in the USA study, treatment costs constituted less than a third of the total ($26 billion). A study of depression in England in 2005 showed that whilst the total health service costs over six months were about £425 per person, the indirect costs averaged £2,575 per person. Interestingly, absenteeism is usually estimated to be about one-quarter of the costs of presenteeism. For example, in the USA in 2007, the cost of lost productivity due to absenteeism in workers with depression was about $8.3 billion compared to $35.7 billion due to presenteeism. In total, the economic consequences of depression are estimated to be at least 1 per cent of the GDP of Europe.

Mental health and wealth: the concept of mental capital

In the last thirty years, many societies have shifted towards more knowledge- and service-based economies. A number of international groups such as the Foresight government think tank in the United Kingdom and the Trimbos Institute in the Netherlands that have published reports comment that people increasingly work with their heads rather than their hands. The *Foresight Report* drew attention to the importance of developing both mental capital and mental well-being in the wider population as well as the possible threats posed by changes in working practices that will occur over the next twenty years (see Box 9). For example, the report identified that rates of depression might increase in some individuals because they have difficulties in adapting to new employment demands. The report concluded that

Box 9 What is mental capital?

According to the *Foresight Report* in the United Kingdom, the term mental capital refers to a person's cognitive and emotional resources. It combines

- their general abilities and how flexible and efficient they are at learning,
- their 'emotional intelligence', such as social skills and how resilient they are under stress.

It gives a snapshot of how well an individual is able to contribute effectively to society, and also to experience a high personal quality of life.

The report stated that:

the idea of mental capital naturally sparks associations with ideas of financial capital and it is both challenging and natural to think of the mind in this way.

how a nation develops its mental capital affects its economic competitiveness and prosperity and its mental well-being, social cohesion, and inclusion. Given that depression is the biggest cause of absenteeism and presenteeism, the work on mental capital extends interest in the global impact of depression beyond its economic cost to its economic significance.

In her thesis on mental capital, the Dutch academic Rifka Weehuizen comments that whilst in the past, physical health was crucial for performance at a job, today, it is mental health. Also, she draws attention to evidence that new types of working practice and the pressure to be ever more productive may actually lead to higher levels of stress and depression and argues that this may explain the 'happiness paradox' where increasing numbers of individuals in the leading economies worldwide appear to be more unhappy despite being better off than their predecessors.

Weehuizen points out that what drives economic growth is not necessarily good for mental health, but mental health is essential for further growth.

Work in the United Kingdom, the Netherlands, and elsewhere emphasizes the need for governments to develop policies to maximize mental capital and to engage in mental health promotion. It also advocates the need for private and public investment in the mental health of the workforce. This has led to several initiatives such as workplace screening programmes to try and detect depression and schemes offering 'in-house' counselling and treatment services. Some initiatives have also been developed to try to raise awareness of depression. These have attempted to increase the uptake of treatment by individuals with depression, but also to increase the knowledge of senior managers about the nature of the problem in the hope of making it easier for individuals to discuss depression without fear of prejudice or stigmatization.

In 2005 in the United Kingdom, Lord Layard, a renowned economist, published *The Depression Report* which specifically used data about the economic costs and economic significance of depression to successfully argue for investment in the treatment of depression and anxiety to try to reduce the long-term economic burden. Layard estimated that the cost of providing psychological therapies to individuals with depression would be entirely offset by the savings accrued by the Department of Work and Pensions as a result of reduced incapacity benefits payments and gains made by the Exchequer through increased tax revenues (as individuals returned to employment after treatment). He provided data to show that the incapacity benefit paid to an individual with anxiety or depression during the course of one month equated to the cost of providing them with about ten sessions of CBT (estimated at about £750). Although some of the assumptions he employed in making the calculations have been questioned, Layard's arguments proved to be persuasive and, on the basis of the programme being 'cost-neutral', up to 10,000 new therapists have been trained and hired to treat patients with depression and anxiety in primary care in the United Kingdom.

Stigma and depression

One of the by-products of the increasing understanding of the economic cost and global significance of depression is an emerging commitment to providing early treatment. Sadly, history tells us that depression often remains a 'hidden disability', because people fear the consequences of disclosure to their employer. For example, in 2009, a survey in the United Kingdom by the Time to Change organization (a group trying to combat stigma) revealed that 92 per cent of the public believed that admitting to having a mental health problem such as depression would damage someone's career. A study in the USA in 2005 produced similar findings and showed that 25 per cent of people with depression believed that admitting to being depressed also had a negative effect on their friendships.

Fear of rejection by work colleagues or friends is compounded by the fact that many people with depression also believe they will be stigmatized by the health care system. In this century, Anthony Jorm and his colleagues in Australia have repeatedly shown that a major barrier to help-seeking is that individuals with depression feel embarrassed and ashamed to talk about their problems with health professionals and also believe that many professionals will react negatively to them. Similar findings are reported around the globe.

A study in China in 2010 suggested that the overwhelming majority of depressed patients presenting to primary care talked only about their physical symptoms. The researchers commented that the Chinese patients probably suppressed or disguised their psychological problems because of their fear of the powerful stigma attached to depression in their culture. One of the potential consequences of the reluctance of depressed people to present to clinical services or to downplay the mental health elements of their problem is illustrated vividly in the Layard report. This identified that in people with long-term depression (even when the symptoms prevented them from working) less than 50 per cent were receiving effective treatments. Again, this finding has been replicated for cases of depression in the developing as well as in the developed world.

Numerous studies confirm that there is still a social stigma associated with depression. According to the English social psychiatrist Graham Thornicroft, to tackle stigma we need to consider its three key elements, namely: problems of knowledge (ignorance), problems of attitudes (prejudice), and problems of behaviour (discrimination). There have been a number of national campaigns such as 'Defeat Depression' in the United Kingdom, 'beyondblue' in Australia, and 'Depression Awareness, Recognition and Treatment' (DART) in the USA. The programmes all combined attempts to raise awareness in the general public alongside interventions targeting clinicians. Beyondblue also developed an internet website to educate young people about depression and to provide advice about how to access help.

In New Zealand, before embarking on a national campaign of their own, the Ministry of Health carried out a fascinating review of what had or had not proved effective in such campaigns elsewhere. Their report highlights that an 11 per cent improvement in depressive symptoms can be achieved through depression prevention programmes. The benefits of engaging with the media (such as the popular press and television) were more difficult to assess, but it was noted that advertisements featuring high-profile sportsmen and women or well-known celebrities who talked about their experiences of depression did produce some shifts in public attitudes (although this was not found in all countries). The document provided useful insights into the most important elements of a successful anti-stigma campaign (see Box 10).

Box 10 A review of depression campaigns undertaken to inform a public health campaign in New Zealand in 2005

A review of the evidence about how people change their health attitudes and behaviours, and which behaviours lead to better depression outcomes, identified the following knowledge, beliefs, and attitudes that relate to the motivation to act on depression:

- Knowledge of depression symptoms
- Knowledge of risk factors for depression that can be modified
- Confidence in help-seeking
- Knowledge of and attitudes towards health professionals (and their roles)
- Knowledge of and attitudes towards self-help and effective treatments
- Family and friends' knowledge of and attitudes to self-help, help-seeking, and treatments
- Society attitudes to depression.

The final issue to consider when examining how stigma may affect a person with depression is to also realize that having a depressive episode does not prevent a person from holding negative views about depression that reflect those of their community, culture, or the population at large. Prior to experiencing depression, a person may believe that depression is a sign of personal weakness, etc. This can fuel self-prejudice and lead the person to feel ashamed, to avoid acknowledgement of their problem, and to reject offers of potentially beneficial treatments.

Depression and creativity

The possible link between depression and creativity has been discussed since ancient times and in the 4th century BC Aristotle is said to have commented, 'Why is it that all men who are outstanding in philosophy, poetry or the arts are melancholics?' In modern times, Kay Jamison, an eminent researcher in the field of mood disorders, has written extensively on this topic and has published a book entitled *Touched with Fire*. Notably, Jamison makes the point that although some people romanticize and exaggerate the links between artists, composers, or writers and mood disorders, it would be wrong to dismiss out of hand this potentially positive aspect of mental disorders.

The roll call of creative artists throughout history who are reported to have experienced periods of depression or bipolar disorders is long and impressive. For example, poets and writers include William Blake, Lord Byron, John Keats, Robert Lowell, Sylvia Plath, Edgar Allan Poe, Mary Shelley, Robert Louis Stevenson, Leo Tolstoy, Mark Twain, and Virginia Woolf; artists include Michelangelo, Edvard Munch, Georgia O'Keeffe, Vincent van Gogh; and musicians range from Mozart, Handel, and Schumann to Charlie Mingus. The possible links between creativity and mood disorders have led a number of researchers to try to study the links, such as Joseph Schildkraut of Harvard, who tried to piece together the personal histories of mental health problems in a group of American painters known as the New York School of Abstract Expressionists. The study, called *Creativity's Melancholy Canvas*, was published in the *American Journal of Psychiatry* and showed that between six and eight of the fifteen artists probably had a history of depression or manic depression. Some also used drugs or drank alcohol to excess at the same time. Also, four of the group died prematurely. Gorky and Rothko committed suicide, whilst Jackson Pollock and David Smith died whilst driving cars recklessly (which some observers hypothesized might indicate suicidal intent).

Small-scale studies, whilst intriguing, do not offer proof of a robust link between creativity and depression. To do a scientific study of the association between creativity and depression, we would first need to define creativity (e.g. the dictionary refers to 'creative ability, resulting from originality of thought or expression'). We would then have to find a way to select a sample of creative people, and to use established criteria for recognizing depression or bipolar disorders in order to assess what proportion of the creative sample had experienced a mood disorder. Finally, to truly understand whether the rates of mood disorder are increased in our creative sample, we would also need to recruit a control group. For example, members of the general population who are not regarded as creative (but who ideally have the same average age, similar educational experiences, and show the same gender distribution as the creative group). Interestingly, there are published studies that apply some of these methods and try to answer the question 'do mood disorders occur in creative people more often than we would expect by chance?'

Two of the best-known studies on creativity and mood disorders were undertaken in the USA by Nancy Andreasen in the 1980s and Arnold Ludwig in the 1990s. Andreasen studied thirty writers (both male and female) and thirty control subjects (matched according to age and gender). Ludwig's study compared fifty-nine female writers (who were all attending the same conference) and fifty-nine female 'non-writers' in a matched control group. Although the size of these two studies is relatively small, they both showed that about 20–50 per cent of the writers surveyed had some form of mood disorder. Furthermore, depression was three times more likely and bipolar disorders were four times more likely to occur in writers than in the comparison groups. Andreasen also noted that the families of the writers had more relatives who were creative and had a history of mood disorders.

What we do not learn from these studies is whether the same factors that may make some people vulnerable to developing a mood disorder also predict that a person will be more creative than the average person. To explore this scientists have tried to determine what the most likely components are that would enable someone to be more creative and then to see if these are also characteristics of people who experience mood disorders. According to Goodwin and Jamison's textbook on *Manic-Depressive Illness*, the most common overlapping factors found in creativity and mood disorders are temperament (or personality style), thinking style (cognitive factors), and cyclical changes in mood. For example, when someone is hypomanic, their thinking may be speeded up and they may start to make more frequent and far-reaching links between different ideas, they may show a degree of disinhibition (meaning they may become more aware of things in their environment), and they have more energy and less need for sleep. All these things occurring together could allow someone to achieve a higher level of creativity than other people. Whilst it is easy to see how the experience of hypomania could facilitate creativity, it is less clear how the experience of depression can be helpful and it is widely reported that some literary figures, such as Virginia Woolf, were unable to write when they were depressed. Interestingly, this does not appear to be a universal experience and one survey of writers reported that 30 per cent noted that their mood actually worsened in the time immediately preceding a period of increased creativity. What most artists and writers seemed to acknowledge is that it is the depth and intensity of their feelings and moods that are important in helping them extend their creativity beyond their innate level. As Kay Jamison observes, it seems that the experience of depression or hypomania 'can allow for certain insights or changes in energy levels that may further enhance the creativity of naturally creative people'.

The next issue to consider is whether more severe episodes of mood disorders are associated with more creativity or if they render people unable to express their creativity. Sadly, writings over many centuries suggest that the latter is more often the case. For example, even during the Renaissance, there was a distinction made between 'sane melancholics' who were high achievers and those with an insanity that prevented them using their creative talents. It seems that when people are severely depressed their physical and mental activity may be so slowed down that they are unable to write, paint, or compose. In contrast, a severe manic episode may render an individual so chaotic that their creative ideas are so disorganized as to be incomprehensible.

The information we have described may mean that moderate but not extreme periods of mood disturbance can facilitate the creative process. As such, it is also important to try to determine if treatment is a help or a hindrance to creative people. A study of Irish and British writers by Kay Jamison found that a significant number had been treated for their mood problems and that more had been to therapy than taken medication. This tends to support the notion that writers and artists worry that medications may impair the creative process. To examine this, Mogens Schou (a psychiatrist who is famous for his influential role in introducing lithium into day-to-day treatment) undertook a small study of twenty-four artists and writers and compared their creative output before and after they were prescribed lithium in the late 1970s. His study found that twelve individuals (50 per cent) actually reported increased productivity, whilst a further six individuals reported no change. The other six individuals (25 per cent) reported that lithium treatment decreased their creativity to the extent that four of them declined to carry on taking it. Obviously, such a small study cannot provide a definitive answer, but it is interesting that treatment did not undermine the creative processes of the majority.

To summarize what is known to date, we can say that the majority of people with a mood disorder are not more creative than their peers. Furthermore, most creative people do not have a mood disorder. However, in those creative individuals who do have mood disorders, some of the symptoms of the disorder, such as intense emotional states and changes in thinking processes, may raise their creativity to a new level. We will leave you to decide whether Figure 11 is an accurate representation of what treatment has to offer these individuals.

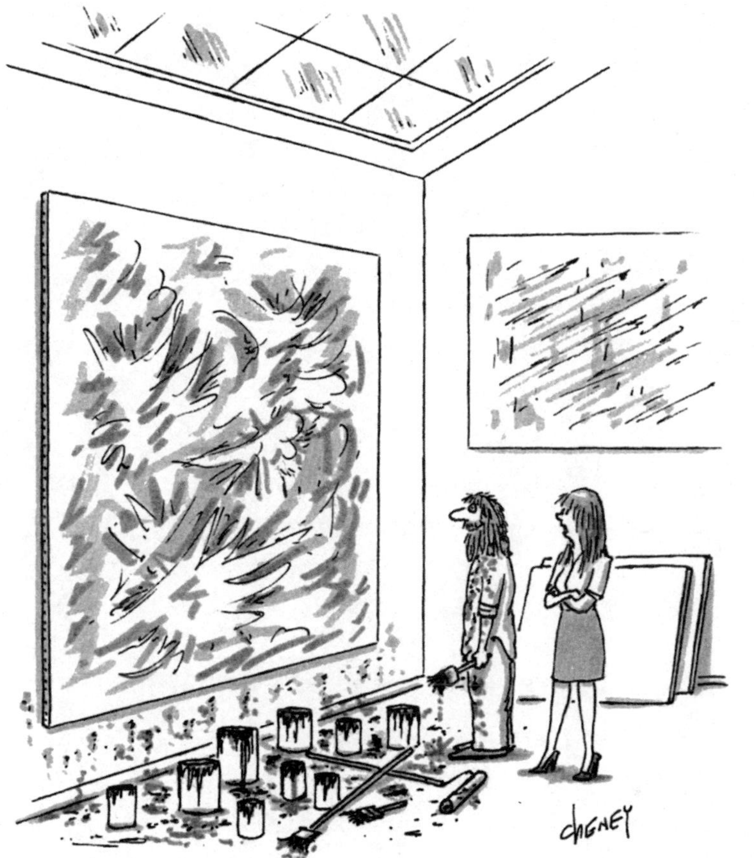

"More lithium."

11. More lithium.

References and further reading

Chapter 1: A very short history of melancholia

Berrios, G. E. 2004. *A History of Mental Symptoms*. Cambridge: Cambridge University Press.

Jackson, S. W. 1986. *Melancholia and Depression; From Hippocratic Times to Modern Times*. New Haven: Yale University Press.

Redden, J. 2000. *The Nature of Melancholy: From Aristotle to Kristeva*. Oxford: Oxford University Press.

Chapter 2: The modern era: Diagnosis and classification of depression

Goodwin, F. K., and Jamison, K. R. 2007. *Manic Depressive Illness and Recurrent Depression*. 2nd edition. Oxford: Oxford University Press.

Porter, R. 1987. *Mind-Forg'd Manacles: A History of Madness in England from the Restoration to the Regency*. Cambridge, Mass.: Harvard University Press.

Storr, A. 1989. *Freud: A Very Short Introduction*. Oxford: Oxford University Press.

Chapter 3: Who is at risk of depression?

Goldberg, D. 2010. The detection and treatment of depression in the physically ill. *World Psychiatry*, 9: 16–20.

Marland, H. 2003. Disappointment and desolation: women, doctors and interpretations of puerperal insanity in the nineteenth century. *History of Psychiatry*, 14: 303–20.

WHO Health Evidence Network (HEN) Report. 2012. *For Which Strategies of Suicide Prevention is there Evidence of Effectiveness?* Copenhagen: World Health Organization.

Chapter 4: Models of depression

Beck, A. T., 1979. *Cognitive Therapy and the Emotional Disorders.* London: Penguin Books.

Brown, G. W., and Harris, T. O. 1978. *Social Origins of Depression: A Study of Psychiatric Disorder in Women.* London: Tavistock Publications.

Caspi, A. 2003. The influence of life stress on depression. *Science,* 301/5631: 386–9.

Crawford, M., Thana, L., Farquharson, L., Palmer, L., Hancock, E., Bassett, P., Clarke, J., and Parry, G. 2016. Patient experience of negative effects of psychological treatment: results of a national survey. *British Journal of Psychiatry,* 208: 260–5.

Hirschfeld, R. M. 2000. History and evolution of the monoamine hypothesis of depression. *Journal of Clinical Psychiatry,* 61, Suppl. 6: 4–6.

Maniam, J., Antoniadis, C., and Morris, M. 2014. Early-life stress, HPA axis adaptation, and mechanisms contributing to later health outcomes. *Frontiers in Endocrinology,* 5: 73.

Chapter 5: The evolution of treatments

Cade, J. 1949. Lithium salts in the treatment of psychotic excitement. *Medical Journal of Australia,* 2: 349–52.

Lopez-Munoz, F., and Alamo, C. 2009. Monoaminegic neurotransmission: the history of the discovery of antidepressants from 1950s until today. *Current Pharmaceutical Design,* 15: 1563–86.

National Institute of Health. 2010. *Fact Sheet on the Human Genome Project.* Bethesda, Md: NIH.

Shorter, E. 1997. *A History of Psychiatry: From the Era of the Asylum to the Age of Prozac.* New York: John Wiley & Sons.

Teasdale, J., Williams, J., and Segal, Z. 2014. *The Mindful Way Workbook: An 8-Week Program to Free Yourself from Depression and Emotional Distress.* London: Guilford Press.

Chapter 6: Current controversies, future directions

Astin, J. 1998. Why patients use alternative medicine. *Journal of the American Medical Association*, 279: 1548–53.

Caron, M., and Gether, U. 2016. Structural biology: antidepressants at work. *Nature*, 532/7599: 320–1.

Goldacre, B. 2007. A kind of magic? *The Guardian*, 16 November 2007.

Jabr, F. 2011. Cache cab: taxi drivers' brains grow to navigate London's streets. *Scientific American*, 8 November.

Schatz, C. J. 1992. The developing brain. *Scientific American*, 267: 60–7.

Chapter 7: Depression in modern society

Foresight Group. 2008. *Mental Capital & Well-Being: Making the Most of Ourselves in the 21st Century*. London: Government Office for Science.

Gore, F., Bloem, P., Patton, G., Ferguson, J., Joseph, V., Coffey, C., Sawyer, S., and Mathers, C. 2011. Global burden of disease in young people aged 10–24 years: a systematic analysis. *Lancet*, 377/9783: 2093–102.

Jamison, K. 1993. *Touched with Fire*. New York: Free Press Paperbacks.

Layard, R. 2005. *The Depression Report: A New Deal for Depression and Anxiety Disorders*. London: London School of Economics & Political Science.

Murray, C., and Lopez, A. 1996. *The Global Burden of Disease: A Comprehensive Assessment of Mortality and Disability from Diseases, Injuries, and Risk Factors in 1990 and Projected to 2020*. Cambridge, Mass.: Harvard University Press on behalf of the World Health Organization.

“牛津通识读本”已出书目

古典哲学的趣味
人生的意义
文学理论入门
大众经济学
历史之源
设计，无处不在
生活中的心理学
政治的历史与边界
哲学的思与惑
资本主义
美国总统制
海德格尔
我们时代的伦理学
卡夫卡是谁
考古学的过去与未来
天文学简史
社会学的意识
康德
尼采
亚里士多德的世界
西方艺术新论
全球化面面观
简明逻辑学
法哲学：价值与事实
政治哲学与幸福根基
选择理论
后殖民主义与世界格局
福柯
缤纷的语言学
达达和超现实主义
佛学概论
维特根斯坦与哲学
科学哲学
印度哲学祛魅
克尔凯郭尔
科学革命
广告
数学
叔本华
笛卡尔
基督教神学
犹太人与犹太教
现代日本
罗兰·巴特
马基雅维里
全球经济史
进化
性存在
量子理论
牛顿新传
国际移民
哈贝马斯
医学伦理
黑格尔
地球
记忆
法律
中国文学
托克维尔
休谟
分子
法国大革命
民族主义
科幻作品
罗素
美国政党与选举
美国最高法院
纪录片
大萧条与罗斯福新政
领导力
无神论
罗马共和国
美国国会
民主
英格兰文学
现代主义
网络
自闭症
德里达
浪漫主义
批判理论

德国文学
戏剧
腐败
医事法
癌症
植物
法语文学
微观经济学
湖泊
拜占庭
司法心理学
发展
农业
特洛伊战争
巴比伦尼亚
河流
战争与技术
品牌学
儿童心理学
时装
现代拉丁美洲文学
卢梭
隐私
电影音乐
抑郁症
传染病
希腊化时代
知识
环境伦理学
美国革命
元素周期表
人口学
社会心理学
动物
项目管理
美学
电影
俄罗斯文学
古典文学
大数据
洛克
幸福
免疫系统
银行学
景观设计学
神圣罗马帝国
大流行病
亚历山大大帝
气候
第二次世界大战
中世纪
工业革命
传记